Jugo
TERAPIA

Jugo
TERAPIA

**La Salud Mediante el más
Natural de los Métodos
de la Naturaleza**

Dr. Bernard Jensen

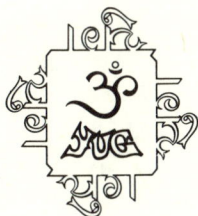

SERIE
LA NATURALEZA   21
EN LA SALUD

DE NINGUNA FORMA el propósito de este libro es dar recomendaciones o consejos específicos para el tratamiento de determinadas enfermedades o padecimientos, ni tiene como objetivo sustituir a un diagnóstico y/o tratamiento médico profesional. Se advierte enfáticamente al lector contra el autotratamiento; asimismo se le exhorta a buscar ayuda y asesoría de un profesional de la salud facultado y competente siempre que sea necesario.

Debido a que siempre existe algún riesgo, el autor/editor no se hace responsable de los efectos o consecuencias adversas del uso de cualesquiera de las sugerencias, preparaciones o procedimientos propuestos en este libro. No los use si no está dispuesto a asumir el riesgo. Siempre consulte al médico u otro profesional calificado si tiene dudas respecto a la información brindada. Es de sabios, no de cobardes, buscar una segunda o tercera opinión.

Nada de lo contenido en el presente libro debe interpretarse como o sustituir a un consejo, diagnóstico o tratamiento médico adecuado. Siempre deben consultarse los servicios de los profesionales de la salud cuando las condiciones lo requieran.

Título del original: *Juicing Therapy*

© 1992 Dr. Bernard Jensen

Primera edición en español: 1993
Séptima edición: 2002

D.R. © EDITORA Y DISTRIBUIDORA YUG, S.A. DE C.V.
Puebla 326-1, Col. Roma,
C.P. 06700, México, D.F.
e-mail: editorial@yug.com.mx
www.yug.com.mx

Traducción: Ramón Ramírez Estrada

IMPRESO Y HECHO EN MÉXICO

ISBN 968-6733-14-0

¿Qué contiene este libro?

¡Conocimientos nutricionales que pueden salvar su vida!

Casos de gente que sanó con la terapia de jugos

Maravillosas recetas de combinación de jugos

Una sección especial de alimentos licuados

Deliciosas recetas de licuados que fortalecen la salud

Qué complementos añadir a los licuados

La forma en que la naturaleza cura los órganos
y sistemas del cuerpo

Por qué debemos tratar al paciente y no a la enfermedad

La historia química que usted necesita conocer

Jugos para bebés y niños

Sopas de jugo y combinaciones licuadas

Bebidas de hierbas y hojas

Maravillosos aderezos de ensalada

Las mejores verduras y frutas de consumo

Vitaminas y minerales y dónde obtenerlos

Una "Guía analítica de alimentos"

Diga ¡salud! *con un jugo*

La terapia necesaria para recuperar y conservar nuestra salud puede estar en los jugos.

Dr. Bernard Jensen

Índice

Prefacio

ME INICIÉ EN EL PODER curativo de los jugos a principios de mi carrera, cuando una mujer de unos 30 años llegó a mi consultorio con trece úlceras en una pierna, varias de ellas del tamaño de una moneda, abiertas y supurando pus. Tres años de tratamiento con varios doctores no la habían ayudado. Había sido examinada y tratada en dos de las principales clínicas de Estados Unidos. En una de ellas recibió un tratamiento para la hipocalcemia, una insuficiencia de calcio, que su doctor consideraba parte del problema, y le prescribieron medicamentos con calcio que no podía asimilar. Comenzaba a sentirse bastante desilusionada cuando alguien le habló de mi trabajo como especialista en nutrición.

Conforme escuchaba su relato, no pude menos que preguntarme cómo iba a asistir a una persona que muchos otros doctores habían tratado de ayudar y fracasaron. Entonces pensé en los ancianos de Hunza, quienes aún conservaban toda su dentadura, huesos resistentes y un cutis saludable a pesar de tener más de cien años. ¿De dónde obtenían el calcio? Era indudable que en parte se debía a las verduras frescas que comían.

Las verduras tienen alto contenido de caroteno, precursor de la vitamina A, que ayuda a controlar el calcio en el cuerpo; también contienen una considerable cantidad de calcio, así que pensé que si lograba hacerla tomar jugo de diferentes clases de verduras verdes, quizá eso aceleraría la curación de las úlceras. En el jugo obtendría una forma natural de calcio fácil de asimilar, y al mismo tiempo suficiente vitamina A para controlar la distribución en el cuerpo.

Soy partidario de poner a mis pacientes a trabajar para que participen en su propio proceso de curación. Por consiguiente, diario ponía a la mujer a picar verduras de hoja (espinacas, diente

11

de león, col y no sé cuántas otras). Las remojábamos en agua hasta que todo el jugo verde "sangraba" en el agua, después lo colábamos con una tela. Posteriormente, cada hora, durante todo el día, se tomaba un vaso de ese jugo de verdura diluido en agua. Lo que ella tenía era pelagra, consistente en falta de calcio. Estoy convencido de que las verduras controlan el calcio en el cuerpo.

Fue un trabajo difícil, pero dio resultado. En tres semanas, las trece úlceras de la pierna estaban completamente sanadas. ¡El secreto estaba en el jugo! Lo que no logran curar los medicamentos, la madre naturaleza lo sana por completo.

Deseo llamar su atención respecto a la clorofila que hay en el jugo de verduras de hoja, porque estoy seguro de que ésta también juega un papel muy importante en el proceso curativo. La clorofila es la sangre de las plantas, uno de los purificadores sanguíneos más maravillosos que he empleado con mis pacientes. Purifica la sangre limpiando el intestino de las toxinas asimiladas con mayor frecuencia en el torrente sanguíneo. Siempre les digo a mis pacientes: "Cuando estás verde por dentro, estás limpio por dentro". La experiencia me ha demostrado el valor de conservar limpio el intestino por medio de bebidas ricas en clorofila. Un intestino limpio ayuda a prevenir enfermedades.

Con el tiempo, el éxito de este caso y de cientos similares afirmaron mi reputación e incrementaron mi confianza en lo que estaba introduciendo en las vidas y los cuerpos de mis pacientes. Disfruto al ver cómo la gente recobra su salud, y los jugos son una maravillosa fuente de nutrientes que considero que todos necesitamos aprovechar para alcanzar al más alto nivel de salud y bienestar que podamos.

Los jugos (y otros líquidos) son el método más rápido que conozco para introducir nutrientes —de una forma fácilmente digerible y asimilable— en la sangre y el sistema linfático que alimentan a las células y mantienen la salud del cuerpo.

Encontramos que los jugos de frutas tienden a proveer más vitaminas, mientras que los jugos de verduras proveen más minerales, aunque los dos contienen ambas sustancias. La frescura y madurez son factores que influyen en el valor nutricional de las frutas y verduras que pasamos por el exprimidor de jugos, pero la tierra es por mucho la influencia más importante. El jugo debe tomarse poco después de haberse preparado.

Si la tierra carece de minerales importantes, la fruta y las verduras cultivadas en ella carecerán de esos mismos minerales. La etiqueta "orgánico" en una fruta o una verdura no garantiza que haya sido cultivada en una tierra rica en minerales. Por lo tanto, necesitamos llevar a cabo algunas investigaciones para descubrir dónde se cultivan las frutas y verduras que compramos y cuál es la calidad de la tierra en ese lugar.

Quiero dejar claro que no creo que podamos vivir sólo con jugos; necesitamos alimentos de fibra para fortalecer y dar una eliminación apropiada al intestino, incluyendo cereales integrales, nueces y semillas crudas, y fuentes de proteína como huevos, queso y yogur. Una dieta de jugos no es una dieta balanceada, pero puede haber ocasiones en las que un jugo en ayunas sea lo adecuado para ciertas dolencias y condiciones físicas, de lo cual hablaré en este libro.

En mi propio régimen nutricional, uso jugos casi lo mismo que suplementos con el fin de dar rápido al cuerpo nutrientes específicos que lleguen a las células y restituyan la función y balance apropiados. Las vitaminas, los minerales y las enzimas que se encuentran en los jugos pueden ser asimilados y llegar a la corriente sanguínea o al sistema linfático mucho más rápido que un alimento sólido.

Creo en los jugos, pienso que en nuestras dietas podemos incluir un jugo dos veces al día para tener mejor salud y bienestar, así como una medida extra de protección contra una enfermedad. Quiero hacer hincapié en la necesidad de una variedad en los tipos de jugos que tomamos, puesto que ésa es la única manera de estar seguros de obtener todos los diferentes nutrientes que necesitamos a diario.

Si desea sentirse mejor y vivir más años, lo conveniente es tomar jugos.

ULCERAS EN LAS PIERNAS

Antes.

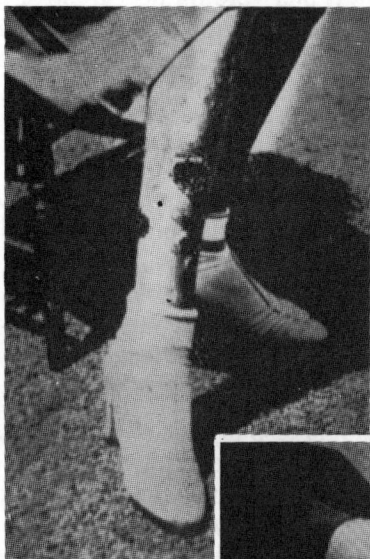

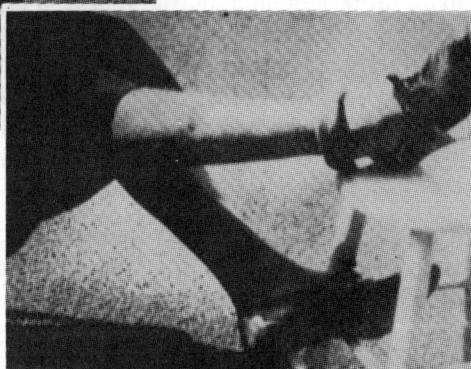

Después.

Introducción

ESTE PEQUEÑO LIBRO puede volverlo a la vida si pone toda su atención en lo que está leyendo y se convierte en "¡hacedor del mundo y no sólo oyente!". Puede salvarlo de sufrir un colapso prematuro grave y ayudarlo a reducir considerablemente la cantidad de dinero que gasta en su médico familiar.

Considerando que escribí un prólogo bastante favorable a *The Juicing Book,* de Stephen Blauer, no sorprenderá a nadie el que apruebe el uso de jugos y que crea en sus beneficios salutíferos. Opino que Stephen Blauer escribió un magnífico libro sobre el tema y les aconsejo adquirirlo.

Debemos aprender una sencilla verdad: no curamos (no podemos hacerlo) una enfermedad. Es al paciente al que debemos cuidar, no a las enfermedades, y hacemos un gran avance en nuestro entendimiento y perspectiva al reconocer que los jugos son grandes constructores de la salud, pero no son "medicamentos" prescritos para aliviar o suprimir los síntomas de una enfermedad.

Su vida y su manera de vivir dependen del contenido de este libro.

La nutrición siempre ha sido el arte curativo fundamental, absolutamente necesaria antes de que ocurra cualquier tipo de curación en el cuerpo. ¿Cómo puedo decir esto? Porque sólo los elementos químicos pueden reconstruir las células, y porque nuestra fuente básica de elementos químicos está en los alimentos; el éxito de todas las otras artes curativas **depende de este arte curativo.**

Necesitamos meternos en la cabeza que *los alimentos tienen los elementos químicos necesarios para restaurar los tejidos.* Los alimentos, incluidos los jugos, forman tejidos, y cuando se ha producido un suficiente grado de purificación y formación, el cuerpo sana por sí mismo en virtud de las leyes naturales.

Alguna vez dijo Hipócrates: "Nunca comprenderemos la enfermedad hasta que entendamos los alimentos". Se refería a la preparación de los alimentos, a los elementos químicos necesarios para restaurar y reconstruir. No tenía idea de los micronutrientes que se hallan en los alimentos, de los elementos químicos, pero sabía que los alimentos juegan un papel importante en preparar un cuerpo para que recupere la salud.

He visitado la isla de Cos, donde nació y se crió Hipócrates, y puedo decirle que necesitamos aprender a obtener lo más que podamos de nuestros alimentos. Hipócrates dijo: "Los alimentos deben ser nuestra medicina, y nuestra medicina debe ser los alimentos". Necesitamos informarnos respecto a los alimentos disponibles en nuestra región y aprender qué pueden y qué no pueden hacer por nosotros.

Es probable que al principio las personas delicadas de salud tengan que tomar bastantes suplementos y jugos, pero nuestro objetivo siempre debe estar encaminado hacia un régimen balanceado de alimentos completos, puros y naturales, como lo es mi Régiman Alimenticio de Salud y Armonía. En este punto deseo mencionar que los jugos son alimentos, no suplementos en el sentido usual de la palabra.

Es importante que usted y todos los que deseen una mejor salud empiecen a responsabilizarse más de ella, y en este libro compartiré algunas formas bastante agradables de hacerlo. Tenemos que preocuparnos por mantenernos sanos, si no ¿quién lo hará?

Encontramos que una enfermedad puede sobrevenir cuando no hay cuidado de uno mismo, cuando no se le dan al cuerpo los alimentos apropiados, al ingerir alimentos que han sido manipulados por el hombre sin el cuidado debido para conservarlos naturales, puros, frescos y completos.

El doctor V. G. Rocine fue mi gran maestro y guía. Me enseñó cómo encontrar los elementos químicos en los alimentos. Hallará esta idea en uno de mis mejores libros, *Foods That Heal* (Alimentos que curan). Esta propuesta se parece a la de Hipócrates y

Rocine, y le revela cómo obtener los elementos químicos que usted necesita. Si tiene que preparar jugos de alimentos altos en calcio, hágalo, y si tiene que adquirir verduras, busque cuáles puede consumir, extráigales el jugo y tómelo tan pronto como pueda. La buena salud empieza el día que comienza a tomar jugos.

Sim embargo, el objetivo no se logra al día siguiente, pero se ha comenzado. Usted nunca experimentó el primer problema que se originó en su cuerpo. Nunca oirá, sentirá o verá lo que una sola ensalada hará por usted, pero si come una ensalada diaria durante un año, comprobará que ésta le hace bien.

Si toma jugos, si puede tomarlos diariamente durante un año como complemento de sus alimentos regulares, creo que estará encantado de la mejoría que se operará en su bienestar.

Hace muchos años visité el apartado valle de Hunza, en Paquistán, con el fin de descubrir por mí mismo si la gente era tan sana y longeva como lo divulgó el doctor Robert McCarrison a principios de este siglo. En un mundo que parece estar siempre a punto de ser arrollado por la enfermedad, los habitantes del elevado valle de Hunza eran un contraste alentador. No existían cárceles, hospitales, policías o doctores. ¿Por qué? Porque la gente era saludable y bien balanceada mental y socialmente en ese valle himalayo donde los alimentos contaminados, las costumbres y los modales de la civilización no podían alcanzarlos fácilmente, y donde tenían que vivir de los sencillos alimentos que cultivaban en ricas tierras irrigadas con agua de glaciar. Cáncer, enfermedades del corazón, diabetes, enfermedades del riñón y artritis eran desconocidos por los habitantes de Hunza cuando estuve ahí.

El alimento que comemos y el modo de vida que llevamos tienen bastante influencia en nuestra salud y longevidad. Algunos de los pobladores de Hunza que conocí tenían más de 120 años y todavía conservaban toda su dentadura, tez suave, ojos brillantes y buena memoria y eran capaces de caminar kilómetros para trabajar en los campos o visitar amigos y familiares. Su dieta era alta en carbohidratos naturales y baja en proteínas. Diariamente subían y bajaban caminos y veredas en las montañas. Jamás vi una persona excedida de peso, debido a que sus comidas eran por lo general escasas, aunque ricas en valor nutricional.

Es posible aprender y emular parte del estilo de vida de Hunza para nuestro beneficio, para una vida más larga y una mejor salud, y los jugos deben formar parte diaria de nuestro programa.

Es mi responsabilidad recomendarle que sea precavido en el consumo de jugos y emplee su criterio respecto de hasta dónde llegar. No creo que dé buenos resultados vivir 60 días con jugo de zanahoria o 45 días con de naranja. Cualquier jugo que se tome en ayunas debe ser consultado con su médico y de ser posible supervisado por él mismo. Siempre consulte con su doctor cualquier idea rara referente a la salud antes de ponerla en práctica.

Muchos minerales se encuentran comprimidos en las fibras de algunos alimentos que podemos comer y al extraerles el jugo extraemos esas sustancias. Los jugos de verdura son uno de los mejores medios de llevar esos minerales a nuestros cuerpos. **Los jugos son alimentos naturales.**

Los jugos son una terapia no convencional, una terapia alternativa que funciona en el cuerpo y puede fortalecerlo para que éste empiece a contrarrestar una enfermedad. Los jugos saturan los tejidos con vitaminas, minerales y enzimas, facilitándole al tejido desechar las impurezas en un tiempo razonable.

Uno de los medios por los que sabemos que la dieta tiene un resultado significativo en nuestra salud y longevidad se basa en los estudios que han realizado los Adventistas del Séptimo Día, una iglesia cristiana sometida a una estricta dieta vegetariana. La gran mayoría no toma bebidas alcohólicas, no fuma ni consume drogas. Hay una mínima incidencia de cáncer pulmonar y, en términos generales, sus estadísticas de cáncer y enfermedades cardiacas demuestran que padecen menos que otras personas este tipo de enfermedades mortales. De hecho, parece que tienen menos problemas con todas las enfermedades que la población en general. Su alimentación se aproxima a una dieta balanceada.

En las montañas del Cáucaso, en Asia centroccidental, conocí a Gassanoff, un hombre de 153 años. Frente a las cámaras de televisión en Moscú, le hice la siguiente pregunta: "¿Qué normas ha seguido para vivir 153 años?" Su respuesta fue: "No sabía que iba a vivir 153 años, así es que no tengo normas".

En la actualidad la gente vive bajo muchas normas. Dicen que existen 365 000 leyes en los libros para reforzar los diez mandamientos.

Aprendamos cómo vivir, descubramos cuál es el estilo de vida apropiado y sigamos las leyes de Dios más de lo que lo hacen los políticos. Ellos son los que intentan legislarnos dentro de una salud deficiente y las normas de bienestar están creando un triste error; tal vez incluso sean responsables de algunas de las enfermedades que manifestamos hoy en día.

Debería haber una ciencia básica que describa los cambios de los tejidos, y deberíamos tener una educación que nos informe qué alimentos efectúan los cambios adecuados en esos tejidos. Deberíamos presentar un examen y recibir certificados de lo que puede hacerse. Todavía no se cuenta con una prueba de laboratorio que revele todo eso. Cuando a uno le dicen que se encuentra bajo de calcio, le recetan tabletas de calcio para reponer el calcio biorgánico. Eso no es comida ni alimento bioquímico y nunca debería entrar en el cuerpo.

Sabemos tan poco de nutrición y de las leyes de la naturaleza, que no es de extrañarse que no tengamos nada que hacer para asegurar nuestro camino. No tenemos ninguna influencia en la mayoría de las personas.

Si en la actualidad vamos a ser benévolos y flexibles al cuidar de la gente, tenemos que reconocer que la nutrición y los jugos son una terapia suave y sutil. Los jugos no crean adicción, no ocasionan efectos colaterales indeseables a menos que se coma poco o en exceso durante mucho tiempo. *Los alimentos no causan efectos colaterales.*

HISTORIA DEL REMPLAZO QUÍMICO

No espere resultados inmediatos de la terapia de jugos; es algo que avanza gradualmente, un arte moderado de curación. A mis pacientes les digo que lleva por lo menos un año sanar por consumir los alimentos apropiados; por lo tanto, debemos averiguar dónde entra esta terapia.

El tomar jugos, desde el punto de vista médico, es una terapia complementaria que se usa con una dieta balanceada como lo es mi Régimen Alimenticio de Salud y Armonía. No debe emplearse sin la supervisión de un doctor. Una dieta de jugos es peligrosa en manos de una persona inexperta cuando se lleva a cabo durante un periodo prolongado.

Mi enfoque de la regresión o prevención de una enfermedad podría llamarse terapia de remplazo. Debemos remplazar el tejido viejo por un tejido nuevo y sano; esto se logra suministrando al cuerpo un ligero excedente de elementos químicos en nuestro régimen alimenticio, para atender las deficiencias desarrolladas en muchos años o en poco tiempo.

Cuando los tejidos débiles están libres de impurezas y fortalecidos, todo el cuerpo participa en una crisis curativa que va de tres a cinco días, eliminando el catarro y las toxinas para formar un nuevo tejido sano. En esto consiste la curación natural. Nosotros no curamos; atendemos a las deficiencias químicas y el cuerpo sana por sí mismo.

Éste es un libro magnífico, pleno de ideas maravillosas respecto a la forma de cultivar la salud con jugos y licuados. Disfrútelo y empléelo con sabiduría.

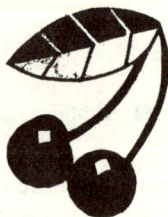

PRIMERA PARTE

JUGOTERAPIA

Cómo Usar con Éxito los Jugos

CAPÍTULO UNO

Opinión médica acerca de la terapia de jugos

SE HA HABLADO MUCHO de la terapia de jugos, de extraer los líquidos vitales de las fibras de las frutas, verduras, nueces, etcétera; mucha gente no comprende que todo eso atañe a la naturaleza. A usted puede sorprenderle saber que la naturaleza no cura enfermedades. Hoy en día, descubrimos que todo mundo quiere ser doctor, todos desean curar una enfermedad.

El tratamiento de una enfermedad no es el procedimiento para obtener un cuerpo nuevo. El método que emplea la naturaleza consiste en reconstruir la estructura química del tejido dañado. "Polvo eres y en polvo te convertirás," dice la Biblia. En nuestro cuerpo se llevan a cabo constantes cambios, en donde se absorben y eliminan elementos químicos. En un cuerpo que tiene un balance y una provisión óptimos de todos los elementos no existe enfermedad; la enfermedad no existe en este tipo de tejido. Descubrimos que las enfermedades sólo se manifiestan en un tejido dañado, en uno débil a causa de un alimento deficiente o escaso en calorías, que carece de los elementos minerales que requerimos. Vivimos dentro de una dieta de hambre.

Todas las enfermedades son signo de inanición. La ventaja de los jugos es que son una maravillosa fuente de minerales.

Al hablar de la historia química, descubrimos que ésta es la lección más importante que debe aprender una persona. La naturaleza puede mostrarle el camino si se lo permite; y puede hacerlo, pero necesita una oportunidad.

La gente que vive de alimentos chatarra sólo obtiene un cuerpo chatarra. Si usted come media rebanada de pan desde un punto de vista nutricional, únicamente obtiene la mitad de su valor. Por ejemplo, en el caso del pan blanco, que contiene 25% menos de calcio que el pan de trigo integral, a usted le faltará calcio. Como consecuencia, tendrá enfermedades de los huesos, caries y padecimientos como osteomielitis y osteoporosis. Con una dieta pobre en calcio sufrirá toda clase de problemas mentales, como ansiedad, confusión, incertidumbre, inseguridad, depresión y otros que no podrá controlar. La mente siempre es influida por la química de nuestro cuerpo. Cuando la química no es la adecuada, la mente y el cuerpo sufren las consecuencias.

El calcio es uno de los elementos que nos hace fuertes, nos proporciona vigor y nos afirma, nos mantiene en movimiento, nos impulsa y nos motiva a continuar en nuestras actividades. Por consiguiente, restituyamos el calcio a nuestro cuerpo. La única forma de lograrlo es consumir alimentos ricos en calcio, todos los granos, nueces y semillas crudas, verduras en forma de hojas (la col es la más rica en calcio), de forma que pueda tener un cuerpo moldeado por los alimentos adecuados. Los jugos de col y otras verduras en forma de hojas pueden aumentar nuestro consumo de calcio.

Es muy importante la calidad en el consumo de alimentos. Ha llegado el momento de admitir que el consumo de alimentos se encuentra detrás de cada síntoma en el cuerpo. No existe enfermedad que no esté acompañada de una escasez de elementos químicos, y es tiempo de comprender que si se hubiese cuidado esa escasez, no estaríamos tratando una enfermedad. Los jugos ayudan a fortalecer todo el cuerpo proporcionando una reserva rica en elementos químicos.

Desechemos la idea de que los jugos van a curar la diabetes, el cáncer, ¡van a curar todo! Lo que nosotros haremos es trabajar con la naturaleza, y ésta hará la curación. Y en efecto, usamos jugos como parte de nuestro programa. La naturaleza por sí misma fortifica, restablece la salud y rejuvenece, y usted se fortifica, restablece y rejuvenece cuando duerme, incluso al estar despierto. Descubrimos que al trabajar demasiado, minamos la resistencia de nuestros cuerpos debido al esfuerzo mental realizado. El sistema nervioso tiende a debilitarse si su forma de vivir carece del equilibrio adecuado. Los jugos ayudan a conseguir ese equilibrio.

Podemos llegar a ser químicamente deficientes en cualquiera de los diferentes sistemas de nuestro cuerpo. Esa deficiencia afecta las diversas funciones del sistema respiratorio, el urinario y el glandular. ¿Qué cree que sucedería si careciéramos de los nutrientes que sustituyen a los que han sido aprovechados por el cerebro durante el día? ¿Qué sucede cuando consumimos los elementos químicos del cuerpo? Nos quedamos químicamente deficientes, el organismo empieza a funcionar mal y por consiguiente tratamos esos síntomas como una enfermedad. Toda enfermedad es signo definitivo de escasez de elementos químicos en alguna parte del cuerpo. La naturaleza cura, y los jugos que ésta proporciona previenen o contrarrestan la escasez de elementos químicos que propicia el avance de la enfermedad. En el Bircher-Benner Institute en Zurich, Suiza, se ha hecho el intento de ayudar a los enfermos graves e incurables con jugos y alimentos crudos. En algunos de los pacientes observé cambios tan maravillosos que no podía creerlo.

No soy el único doctor que realiza esto, pero permítanme decirles que me ha llevado 65 años de práctica en sanatorios confirmar que es posible restablecer la salud de una persona reponiendo los elementos químicos por medio de jugos de verduras y frutas y mediante líquidos y suplementos, junto con una dieta balanceada.

En mi trabajo, muchas enfermedades responden a una dieta enriquecida. Puedo demostrarles varios casos clínicos de personas diabéticas que han mejorado sin tener que tomar tanta insulina como antes, debido a que han cambiado su dieta a jugos, clorofila líquida y otros nutrientes que proporcionan el balance químico apropiado a sus cuerpos. He visto sanar úlceras abiertas y supurantes. He visto a la gente experimentar cambios formidables en su cuerpo al recibir la alimentación adecuada. Considero al jugo un alimento.

LOS ALIMENTOS NO SON MEDICINAS

Estoy completamente entregado a dar tratamiento a la gente por medio de una nutrición adecuada, mas deseo que comprendan que los alimentos no curan, sólo aseguran que usted tenga todos los requerimientos naturales para tener un cuerpo sano. Nunca notamos que sane una llaga o una cortadura; éstas sanan de inmediato cuando se proporcionan los nutrientes adecuados. En caso contrario, las llagas, los problemas de piel delicada, las úlceras, los problemas respiratorios, el asma, la fiebre del heno, el enfisema y todas las enfermedades, desde la aguda hasta la crónica, tardan en sanar. Debemos tener el material químico para hacer lo que necesitamos para estar sanos, activos, vigorosos y lo suficientemente fuertes para realizar nuestros trabajos, formar una familia y afrontar todos los desafíos que se presentan en la vida.

He trabajado en la nutrición clínica durante muchos años y he visto muchos resultados maravillosos, mas no tengo las pruebas de laboratorio para demostrar que se lleva a cabo una restauración completa en el tejido, una curación total. Sin embargo, es difícil que haya un caso en el cual no tenga algunas pruebas médicas de laboratorio que demuestren la mejoría de un paciente cuando recibe una alimentación adecuada que vuelva a proporcionar los nutrientes al organismo después de padecer deficiencias durante mucho tiempo.

LOS DOCTORES VIVEN A COSTA SUYA

Los doctores viven del descuido en la nutrición. Debido a este descuido descubrimos toda clase de síntomas. Se han registrado 16 000 síntomas y combinaciones sintomáticas para los diferentes malestares, alteraciones y enfermedades, incluyendo insomnio, insuficiencia respiratoria, arritmia cardiaca, colitis, raquitismo, toxemia intestinal, etcétera. La lista es interminable, y cada uno de esos síntomas puede aliviarse por medios nutricionales, especialmente mediante el consumo de jugos de frutas y verduras frescas.

Es el momento de comprender que una prueba perfecta de laboratorio no determina si un paciente se encuentra sano, lo cual, por el contrario, sí determinan los cambios actuales en el organismo de una persona, la sensación de bienestar y el nivel de energía. ¿Se siente mejor el paciente? ¿Todavía está bajo tratamiento médico? ¿Es su nivel de actividad física igual al de antes? No debemos quedar satisfechos sólo con el alivio del síntoma, ya que usted y su doctor únicamente están consintiendo la enfermedad y los síntomas. En consecuencia, usted terminará en una sala de operaciones o en una clínica de recuperación; llegará al final de su vida imposibilitado para trabajar y forzado a estar bajo el cuidado de alguna persona.

Descubrimos que nuestra gran reserva de sabiduría está en la gente de edad avanzada; sin embargo, no protegemos debidamente a los ancianos. No podemos gozar de buena salud al final de nuestra vida si no empezamos desde la juventud: lo que haga ahora y mañana todavía puede tener sus efectos diez años después. De lo contrario, ¿por qué la Sociedad Contra el Cáncer dice que se requiere de veinte años para desarrollar algunos tipos de cáncer? ¿Dónde estaba el doctor durante esos años? ¿Está la gente aplicando algunas medidas preventivas? Es una visita temporal la que realizamos al mundo en nuestro cuerpo, y va a ser *muy* temporal si no usamos el apoyo nutricional correcto. Cuanto más viejos estemos más valiosos son los jugos, porque son fáciles de digerir y asimilar.

Es el momento de volver a abastecer su cuerpo con todo lo que le sea posible. Le diré uno de los mejores medios que conozco para hacerlo.

En esta terapia no se trata de aplicar una cura a la enfermedad; sólo asegúrese de interpretar correctamente lo que sucede.

Lo que hacemos con los jugos de verdura es abastecer, disueltos, minerales vitales al cuerpo y sus fluidos (sangre y linfa). Esto da inicio a un proceso de purificación. En primer lugar, no es posible purificar los vasos linfáticos a menos que en ellos circulen los minerales adecuados; si la linfa está turbia debido al material tóxico, contaminada de toxinas provenientes del aire, agua, aditivos y sustancias tóxicas empleadas en los alimentos y radiaciones que hayan alterado la química de los mismos, no podemos esperar que el sistema linfático purifique el organismo y lo proteja contra los gérmenes.

Considero que la mejor forma de limpiar las impurezas es tomar jugos de verdura ricos en minerales. Si podemos abastecer de agua pura a nuestros cuerpos, abundante en calcio biorgánico (no el oxalato cálcico que encontramos en abundancia en las aguas de manantial), empezaríamos un proceso de purificación.

LOS JUGOS SON PRINCIPALMENTE PURIFICADORES

Necesitamos cantidades iguales de purificación y fortalecimiento del cuerpo. Debe ser una proporción del 50%. Si va a llevar a cabo un programa de 75% de eliminación y 25% de fortalecimiento, usted está a dieta. Los alimentos chatarra pueden conformar una "dieta"; de igual forma, consumir únicamente jugo de uva puede considerarse como una dieta; tomar únicamente jugo de zanahoria es una dieta. Con el tiempo debemos volver a una forma saludable de vivir. Para ese fin, siempre debe tener en mente nuestra dieta de Salud y Armonía. Una verdadera dieta balanceada siempre consiste en la mitad de purificación (que erradica toxinas y catarros indeseables de los tejidos) y la mitad de fortalecimiento (que repone y restaura la totalidad del tejido).

La gente subestima el poder y eficacia de los jugos. Cierta ocasión llegó a visitarme el doctor H. E. Kirschner, del Sanatorio Valley View, de Los Ángeles, respecto a un paciente mío que se había curado de una enfermedad mortal tomando sólo jugo de zanahoria durante un año. El doctor Kirschner creía en el poder curativo de los alimentos, había conversado con mi paciente, el señor Del Wilhite, de Azusa, California, y estaba convencido de la veracidad de su relato y quería conocer mi punto de vista.

Yo le dije: "Del vino a verme después de que sus doctores lo desahuciaron. Le habían diagnosticado una enfermedad degenerativa en el intestino y difícilmente podía comer. Le prescribí jugo de zanahoria, porque casi todo mundo puede tomarlo, y lo asimiló. Había perdido bastante peso, pero lo recuperó después de empezar a tomar el jugo de zanahoria o un poco de clorofila líquida. Eliminó cierto material increíble a través de su intestino durante su dieta de jugos, y al término de un año volvió al hospital para someterse a un examen médico general. *¡El informe médico demostró que estaba totalmente aliviado de la enfermedad incurable!* Esto resultó maravilloso para él y, por supuesto, lo llenó de regocijo. Pudo volver a un régimen de alimentos sólidos, pero tuvo cuidado de consumir alimentos completos, puros y naturales, para tener la seguridad de conservar su salud".

El doctor Kirschner quedó tan impresionado con este caso, que escribió un artículo y lo envió a una revista médica para demostrar lo que los jugos podían hacer en una persona. El artículo le fue devuelto junto con una nota que decía que el relato carecía de credibilidad y que a la profesión médica no le correspondía promover algún alimento para la curación de cualquier enfermedad. El doctor Kirschner dijo: "He visitado a este hombre y me resulta difícil creer en la buena salud que goza. Creo en su relato".

El doctor Kirschner desarrolló su propio jardín orgánico en Yucaipa, donde cultiva verduras y hierbas para sus pacientes. Cree en la curación natural por medio de alimentos y jugos, y ha escrito varios libros sobre sus éxitos con pacientes. En páginas posteriores hablaré más de él.

Recientemente, las pruebas que se han realizado con el betacaroteno (que las zanahorias contienen en alta proporción) en ratas y ratones de laboratorio, demostraron que previene o contrarresta ciertos tipos de cáncer inducidos en esos animales. La investigación de las propiedades anticancerígenas del betacaroteno (provitamina A) continúan realizándose en universidades y facultades de medicina.

EL LUGAR DE LOS JUGOS DE VERDURA

La función principal de los jugos es ayudar a balancear una dieta que enfatiza la formación más de lo debido. Ese tipo de dieta proporciona más proteínas y almidones sin las suficientes propiedades de eliminación de las verduras. Para remplazar en el organismo cualquier célula dañada, es necesario que los jugos contengan los elementos químicos requeridos para formar nuevas estructuras moleculares. Para eso se necesitan fluidos y líquidos vitales que transmitan las energías vitales del sol, el aire y el agua, de manera que puedan llegar a cada célula del cuerpo.

Las células tienen una relación muy cercana con la sangre. La sangre recorre cada célula del cuerpo; si ésta va a ser la vida de su cuerpo y usted va a vivir de la sangre que fluye por su organismo, debe cuidar esa sangre: satúrela de vitaminas, enzimas y minerales de todos los jugos de verdura que pueda hasta que se lleve a cabo una eliminación, pero use el sentido común. Es posible que algunas personas puedan vivir sólo con jugos de verdura. Ésa es una dieta de jugos de verdura, como ya se ha mencionado. En lo personal, considero que la mayoría de la gente debe consumir jugos de fruta y verdura como complemento de una dieta regular. Si usted va a tomar jugos de verdura, de fruta, de nuez, bebidas de nuez, etcétera, tome en cuenta que son una forma especial de dieta.

¿QUÉ HACEN LAS DIETAS ESPECIALES?

Las dietas especiales pueden ajustarse para restaurar el balance químico de las estructuras del cuerpo que usted ha debilitado los últimos veinte años o más por consumir alimentos indebidos y vivir mal. No vale lo que come, sino lo que digiere. Debe masticar adecuadamente sus alimentos y cuidar su sistema gastrointestinal, así como realizar suficiente ejercicio para forzar a la sangre a que alimente cada célula de su cuerpo. Los jugos extraen los líquidos vitales que contienen las fibras de las frutas y las verduras. ¿Es posible que los microminerales disueltos en esos jugos sean útiles en varias partes del cuerpo? ¿A qué se debe que los microminerales de selenio, boro y zinc se vendan tan bien en las tiendas de alimentos para la salud, si usted obtiene gran cantidad de ellos en jugos de verdura recién preparados?

Los jugos de verdura ayudarán a compensar lo que no comió en años anteriores. ¡Piense en ello! No es lo que comió varias veces, sino lo que no comió. Usted mismo se mataba de hambre. ¿Obtuvo suficiente zinc, obtuvo suficiente selenio? ¿Qué hay respecto al boro? Cuando no hay boro en la tierra, las hojas de aguacate se tornan cafés y empiezan a caer. Los agricultores lo llaman enfermedad, y empezamos a notar que esas enfermedades avanzan cuando la tierra carece de ciertos minerales necesarios para proporcionar al árbol toda la salud que requiere. Usted debe descubrirlo. No le estoy diciendo nada nuevo. (Consulte el libro *Empty Harvest* —Cosechas estériles— de Bernard Jensen y Mark Anderson).

Se ha descubierto que los árboles de los huertos desarrollan síntomas de enfermedad cuando la tierra carece de ciertos minerales; lo mismo le sucede a la gente cuando sus alimentos carecen de ciertos minerales.

Debemos cuidar de la tierra, de la sangre y de los nutrientes con que vamos a abastecer a cada órgano del cuerpo. Esto lo hacemos proporcionando en abundancia los elementos químicos adecuados, como los que encontramos en los jugos.

ABUNDANCIA DE ELEMENTOS QUÍMICOS EN LOS JUGOS DE VERDURA

Descubrimos que los nutrientes disueltos en los jugos abastecen más fácilmente al cuerpo. Cuando estamos enfermos, al desarrollar enfermedades y carecer de vitalidad, energía y poder de recuperación, no digerimos o asimilamos bien los alimentos. Un cuerpo agotado no obtiene mucho valor nutricional de los alimentos que ingiere.

Tendemos a minar nuestros cuerpos hasta el agotamiento. Hemos sido derrochadores de vitalidad; no hemos dejado ninguna energía nerviosa para que nuestro sistema digestivo extraiga lo bueno de alguno de los alimentos que comemos, como son alimentos rápidos, féculas congeladas, frijoles fríos y alimentos alterados por métodos de preservación, cocción, freído, desmineralización, etcétera. Los microminerales también son necesarios.

PREPARE ALIMENTOS PARA UNA FÁCIL DIGESTIÓN

Los jugos de verdura y de fruta y los alimentos licuados son más fáciles de digerir que los alimentos sólidos, crudos o cocidos. No es lo que coma o si come varias veces lo que importa, sino lo que absorbe, y si no absorbe los elementos minerales de sus alimentos, terminará por sufrir una deficiencia química.

Con frecuencia he mencionado lo eficaz que ha sido durante años el programa de alimentación natural en mi trabajo en sanatorio, donde más de 100 000 pacientes han seguido un programa de alimentación que destaca el consumo de jugos de verdura. Al mes cultivamos 1380 kilos de zanahoria (y otras verduras), sólo para darles jugo diariamente, a las diez de la mañana, a nuestros pacientes. Debido a que nos preocupamos, cultivamos las verduras. Debido a que nos preocupamos, servimos jugos de verdura a nuestros pacientes. Si usted se preocupa por su cuerpo, debe consumir jugos de verduras orgánicas. La vida que salve puede ser la suya.

OPINIONES DEL DR. SPIES, UNO DE LOS MÉDICOS MÁS PRESTIGIADOS

El doctor Tom Spies fue condecorado por la Asociación Médica Norteamericana en 1957 por su gran contribución al arte curativo a través de su trabajo con alimentos. Sus descubrimientos los resume de la siguiente forma:

Todas las enfermedades las originan los elementos químicos, y todas se pueden curar con elementos químicos. Todos los elementos empleados por el organismo, con excepción del oxígeno que respiramos y el agua que tomamos, se absorben a través del alimento. Si sólo supiéramos lo suficiente, todas las enfermedades se podrían prevenir y curar mediante una nutrición adecuada.

Al dañarse, los tejidos carecen de los elementos químicos necesarios para una buena nutrición. Los tejidos tienden a envejecer, y les falta lo que yo llamo "integridad de tejido". Hay personas de 40 años con cerebros y arterias seniles. Si podemos ayudar a que los tejidos se restauren por sí mismos, corrigiendo las deficiencias nutricionales, lograremos retardar la vejez.

¿Cómo llegó a estas conclusiones? Hay esperanza e inspiración en este doctor que abrió los ojos y adoptó un punto de vista diferente. El hombre sensato siempre está dispuesto a considerar el valor potencial de un punto de vista diferente. ¿Existe otra forma de enfrentar nuestros problemas en la vida?

LASTIMA ESTAR EN EL FILO DE LA NAVAJA

¿Cómo se imagina que me sentí cuando hace varios años vi el encabezado de un periódico que afirmaba que habían descubierto que las verduras son buenas para prevenir el cáncer, que una persona diabética necesita menos insulina cuando consume los alimentos adecuados, que es posible evitar los defectos de nacimiento en los niños si la madre se somete a una dieta balanceada durante el embarazo? Qué bueno sería si estuviéramos dispuestos a asegurarnos de tener hijos saludables, ocupándonos cuidadosamente de nuestra salud 20 años antes de concebirlos.

No culpemos a los padres; debemos culpar a los doctores que saben bien de todo eso pero no nos han enseñado a vivir de manera adecuada. Tenemos el medicamento, pero carecemos de la educación correcta. Esta última se ha descuidado en extremo y, a menos que eso cambie, no tendremos lo mejor de la vida.

CONSIDEREMOS EL "FACTOR DE VIDA"

En la tumba del faraón Tutankamen se encontraron algunas semillas. Tienen 2000 años de antigüedad. ¡Se plantaron algunas y crecieron! Ese "factor de vida" se encuentra en los alimentos que necesitamos. Debemos comer alimentos "vivos".

Las semillas de la tumba del faraón se plantaron por primera vez en Inglaterra; los primeros algarrobos se comieron el 19 de febrero de 1945, y se comprobó que tenían un sabor bastante apetitoso.

¡Es casi un milagro que esas semillas hayan crecido después de 2000 años! Están protegidas por una vaina, y nada puede destruir su fertilidad a menos que ésta se perfore o se rompa. De forma similar, en los jugos y licuados usted tiene la oportunidad de perforar y "romper" las células y los tejidos de las verduras, extrayendo el zumo con el "factor de vida" intacto. Este "factor de vida" es lo que hace de los jugos un complemento maravillosamente valioso en una dieta balanceada.

Para proveer a nuestro cuerpo este material vital, los alimentos deben estar vivos. En algunos monasterios de 200 años de antigüedad en Florida, se encontraron semillas de flores, las cuales fueron plantadas y crecieron. ¿Por qué? La naturaleza tiene interés en la siguiente generación. Está tan interesada que produce una vaina protectora alrededor de las semillas y una membrana protectora alrededor de las células que contienen los jugos vegetales.

Algunas verduras, nueces y semillas contienen los poderosos principios y actividades químicos que requerimos para renovar las glándulas, como la pituitaria, tiroides, suprarrenal, próstata, ovarios, testículos, etcétera. Al recibir los "factores de formación glandular", ayudamos a todo el cuerpo. Esto no es cuidar de la enfermedad, es cuidar de las deficiencias químicas, y para eso se deben consumir jugos de verdura y alimentos licuados. Ésa es una de las razones por las cuales debemos obtener alimentos vivos.

Usted puede cocer trigo en un horno de microondas, pero si lo siembra después de cocido, no crece; está muerto, y usted descubre que la vida que hay en estos alimentos es lo importante. Por el contrario, si cuece ese mismo tipo de trigo en utensilios de cocina de acero inoxidable y a baja temperatura, después puede plantarlo y crece. No se ha aplicado el suficiente calor para matar el germen y las enzimas de ese grano. Esto es muy importante y debe reflexionar en ello.

Mae West fue mi paciente alguna vez y siguió varias de mis sugerencias en su programa sobre dietas. Una vez en el estudio dijo: "No me interesan los hombres de mi vida, me interesa la vida de mis hombres". Con esta idea en mente, creo que deberíamos estar interesados en la vida de nuestros alimentos. La vida en nuestras verduras está tan poderosamente influida por el sol, que muchas veces al jugo se le llama "líquido del sol". La vida mejora con el aire que respiramos, el suelo que alimenta las plantas que comemos y el agua que conduce los nutrientes vivificadores a todas las partes de cada planta.

Los elementos minerales solubles son electrificados y habilitados a un alto nivel por las actividades de la naturaleza, como el fuego, agua, calor, aire, oxígeno y luz solar. Ésas son las verdaderas propiedades curativas. El hombre no puede alejarse de esos elementos ni puede estar sano sin ellos. Ellos son lo más importante que obtendrá en su vida. Si desea gozar de una salud inmejorable, extraiga el jugo de los alimentos vivos.

¿QUÉ NECESITA PARA TOMAR JUGOS?

Debe tener un extractor de jugos y una licuadora, así como trabajar cerca de los elementos químicos en los alimentos vivos; pero recuerde lo siguiente: cuando está comiendo una manzana, al momento de llegar donde empezó a morderla, descubrirá que la delicada pulpa blanca se ha vuelto oscura. Se ha oxidado en menos de 2 minutos, a veces en menos tiempo si observa con atención. La pulpa blanca de una manzana se vuelve de color pardo cuando le entra oxígeno y la debilita.

Las ventajas de tener un extractor y una licuadora son las de preparar estos alimentos y tenerlos listos *de inmediato*. Usted está oxidando esos alimentos y se van a dañar con rapidez. Si deja un jugo de naranja toda la noche, al día siguiente 15% de la vitamina C se habrá destruido. ¡Ha desaparecido! Regresó al polvo de la tierra de donde vino. Debemos comprender que vivimos en un mundo de cambios, no hay nada permanente en la vida sino el cambio. Al consumirlos frescos, vivos, los jugos y elementos químicos van y vienen; éstos llegan de forma electromagnética y viva mediante procesos naturales, el procedimiento que emplea la naturaleza para reabastecer al cuerpo humano.

Cuando vea una baya madura, cómasela. No la guarde durante una semana; no le hará ningún provecho, pues ya es demasiado tarde. Nunca recoja una baya verde; sabe que está ácida, y al comérsela formará un compuesto ácido en su cuerpo; debe comerse cuando está en su punto. Ésa es la razón por la cual en Boston afirman que nunca han paladeado una zarzamora madura. ¿Por qué? Porque no pueden encontrar ninguna.

Al cosechar las alubias y sacarlas de su vaina, tienen actividad alcalina; después de seis días de almacenamiento cambian a formadoras de ácido. Usted sabe muy bien lo que eso significa y por qué es importante tomar el jugo enseguida de haberlo preparado. Debemos hacer que llegue a los jugos digestivos antes de que ocurra la oxidación. Ahí es donde la curación empieza, y si usted puede ver dónde empieza esta curación mediante la perseverancia, sostenida día tras día, finalmente volverá a moldear, vitalizar, formar y abastecer a su cuerpo de lo necesario. Al renovar el cuerpo y producir una estructura celular nueva, usted puede afirmar que posee una integridad vital, necesaria para la formación de cada célula de nuestro organismo.

Como último comentario, recuerde que llegamos a cada célula de nuestro cuerpo a través de la sangre y por medio de la linfa proveniente de la sangre, y mediante los elementos bioquímicos solubles que proporcionan vida. Por eso es importante preparar jugos frescos y combinaciones de jugos tres o más veces al día.

Ésta es la historia de la función que han desempeñado los jugos en mi vida; es la historia que debemos esperar y desechar la idea de tratar de curar una enfermedad. Formemos un cuerpo saludable, químicamente perfecto, idóneo para el mañana y preparado para afrontar todos los retos de la vida.

CAPÍTULO DOS

Empiece a tomar jugos

LOS JUGOS, FRUTAS Y VERDURAS frescas pueden con frecuencia proporcionar una ayuda nutricional tan valiosa a nuestra dieta regular, que después de uno o dos meses notamos una diferencia maravillosa en nuestra salud. Después de un año de consumir una variedad de jugos frescos, ¿quién sabe lo que puede suceder? El alivio de una enfermedad crónica de varios años es la recompensa de mucha gente que decidió cambiar a una dieta y una forma de vivir saludables. ¡Continúe con ella!

Considero que los jugos deben formar parte regular del régimen alimenticio diario de todo mundo. Y con la maravillosa disponibilidad de extractores de jugo a un precio módico, cualquiera puede llegar a ser un experto en elaborar jugos.

En otros tiempos, nuestros abuelos tomaban jugo de manzana fresco de las enormes prensas operadas manualmente. La abuela, si vivía en una región donde los cítricos no eran caros, obtenía jugos de naranja a mano, presionando y girando de un lado a otro media rebanada de naranja en un pequeño domo acanalado sobre un plato de poca profundidad que retenía el jugo y la pulpa hasta que hubiera lo suficiente para vaciarlo en un vaso. En ocasiones, el jugo de uva se obtenía machacando las uvas en un colador encima de un tazón donde se acumulaba el jugo, enseguida la pulpa se ponía en un saco de harina limpio para verterla hasta la última gota en el tazón. Creo que en ese tiempo el jugo era más estimado que el que se toma hoy en día, porque era más difícil de obtener y requería de más trabajo. Mas, ahora que sabemos todo el beneficio que se obtiene de los jugos, debemos estar ansiosos de aprovechar la oportunidad de vivir una vida más saludable y energética haciendo de los jugos frescos una parte regular de nuestra forma de vivir.

ADVERTENCIA

Por una parte, me siento satisfecho de ver tantos jugos diferentes, combinaciones y cocteles de jugos en los anaqueles de los supermercados, además de todos los jugos congelados, listos para descongelarse, diluirse y prepararse al llegar a su casa. *Sin embargo, éstos no son jugos frescos, y carecen del valor nutritivo de los jugos frescos.* Si se prepararon hace una semana o hace un año, ¿qué frescura hay en ellos?

Sugiero que sea precavido con los jugos embotellados, enlatados o en cartón. Ese tipo de jugos pueden estar elaborados de concentrados de fruta o fruta importada de países que todavía usan plaguicidas prohibidos, como el DDT y otros que aumentan el riesgo de contraer cáncer, o pueden haberse cultivado en tierras carentes de nutrientes importantes, lo cual significa que el jugo no es nutritivo. No quiero decir que todos los jugos embotellados, enlatados o en cartón estén contaminados o sean de inferior calidad; me refiero a que rara vez, si es que nunca, son tan sabrosos o nutritivos como los jugos frescos, y es probable que contengan aditivos químicos artificiales. Muchas veces los jugos están diluidos en agua.

¿Por qué resultan dañinos los aditivos químicos? Básicamente porque no son naturales al cuerpo y tienen que ser desintoxicados y eliminados del organismo igual que cualquier otra sustancia extraña que se ingiera. Esto le resta energía al organismo, obstruye una parte desconocida de defensas del sistema inmunológico y puede contribuir al deterioro del hígado. Si alguna vez existió un aditivo alimenticio "inofensivo", éste aún puede llegar a ser cancerígeno o venenoso al combinarse con otros químicos o residuos de drogas presentes en el cuerpo. No sé usted, pero yo no corro el riesgo. ¡Prefiero que mis alimentos —incluyendo los jugos— sean *íntegros, puros, naturales y frescos!*

No toma mucho tiempo comenzar a hacer jugos de fruta o de verdura: sólo compre un exprimidor y empiece.

Busque en tiendas y vea qué tipo de exprimidores están a la venta. Descubrirá que todavía existen exprimidores manuales que trabajan muy bien con frutos cítricos pero nada más; no le recomiendo que compre uno de este tipo, porque creo que la mayoría de las personas consumen demasiados cítricos y muy poco de los muchos otros jugos disponibles. Por lo tanto, experimente un poco y pruebe la maravillosa variedad de jugos del gran número de frutas del jardín de Dios.

Busque extractores eléctricos y adquiera uno de acuerdo con su presupuesto. Obtenga información en una guía del consumidor y vea cuál es la mejor compra.

También necesita aprender a elegir frutas y verduras para elaborar sus jugos, y en un capítulo posterior le diré cómo hacerlo. Debe saber que las frutas y verduras cultivadas de forma orgánica y que no fueron rociadas con plaguicidas son la mejor compra, lo mejor para su salud.

Después de haber elaborado algunos jugos de una sola fruta, usted estará listo para combinar sabores y nutrientes mezclando jugos o agregándoles otros suplementos en una licuadora.

EXTRACTORES DE JUGOS Y LICUADORAS, UNA GRAN DIFERENCIA

Los extractores y las licuadoras se inventaron para realizar diferentes tareas. La mayoría de los primeros sólo tienen una velocidad, y las licuadoras, varias, pero ésa no es la diferencia fundamental. La desigualdad principal radica en que los exprimidores trituran las frutas y verduras hasta la pulpa y luego les extraen el jugo para usted. Las licuadoras vuelven líquido lo que vierte en ellas o lo cortan en pedazos pequeños. En otras palabras, la pulpa y el jugo se mezclan en una masa blanda.

Naturalmente que puede obtener los jugos con su exprimidor y ponerlos con otros ingredientes en una licuadora para hacer combinaciones deliciosas y nutritivas. Por ejemplo, puede mezclar cantidades iguales de jugo de zanahoria y de apio. Vacíe el jugo en una licuadora (alrededor de media taza, por ejemplo), enseguida agregue un cuarto de taza de semillas de girasol crudas que hayan sido remojadas la noche anterior en jugo de piña, licúelo hasta que las semillas queden bien licuadas. Su sabor, además de sorprenderle, le agradará, y esta combinación no sólo es rica en vitamina A, sodio y calcio biorgánicos, sino también en lecitina, ácidos grasos, vitamina E, zinc y muchas enzimas. Es un gran formador de la salud para las glándulas.

Si no tiene licuadora, le aconsejo que adquiera una. Si de momento sólo puede adquirir un aparato, compre primero el exprimidor y después la licuadora. Más adelante incluiré un capítulo completo sobre licuados.

ALGUNAS VERDADES ACERCA DE LOS EXTRACTORES

Puede adquirir un buen extractor centrífugo, que le exprimirá verduras "duras" como zanahoria, apio, betabel, etcétera, triturándolas en un plato giratorio, impulsando después la pulpa hacia un lado del cernidor giratorio para separar el jugo. Los extractores centrífugos tienen la característica de retener la pulpa o expulsarla por una abertura.

Hay exprimidores de tipo hélice que trituran frutas o verduras y extraen el jugo presionando la pulpa contra un cernidor de acero inoxidable para trabajo pesado. Este tipo de extractor también viene con una prensa hidráulica, y una de las grandes ventajas es que también puede utilizarlo para hacer mantequilla de semillas o de nuez. Los hay para uso personal y para trabajo pesado.

Tanto el extractor tipo hélice como el centrífugo se obstruyen fácilmente con la pulpa de una fruta tierna o la de espinaca o perejil. Si desea exprimir espinaca o perejil en la forma correcta, introdúzcalas en la hélice giratoria y presiónelas con zanahoria o apio. Obtendrá un jugo mixto, pero enriquecido por el jugo rico en clorofila de la espinaca o el perejil.

El jugo de trigo, si alguna vez lo encuentra en una tienda de alimentos para la salud, es quizá el más caro en el mercado. Hecho famoso por el Hippocrates Institute de Florida, el de trigo es simplemente el jugo verde rico en clorofila de las espigas tiernas. Algunas personas cultivan trigo en una maceta o un solar en el jardín. Su pulpa se obtiene con un extractor de rotación lenta, un tipo especial de exprimidor para trabajo pesado. La rotación lenta de las cuchillas reduce a pulpa el trigo sin causar oxidación y extrae el jugo verde. Parece que los extractores de alta velocidad no exprimen bien las espinacas y otras verduras de hoja. Los jugos son usados principalmente para purificar y pueden ser los más adecuados para el tratamiento y la preservación de una enfermedad degenerativa.

POR QUÉ DEBE EMPEZAR A TOMAR JUGOS

Vivimos en una época en la cual los costos de hospitalización, médicos y servicios médicos son tan altos, y las estadísticas de enfermedades tan desalentadoras y abrumadoras, que sería razonable que usted se protegiera contra enfermedades y otras alteraciones de la salud, tan frecuentes hoy en día.

Según una investigación, muchas enfermedades modernas están relacionadas con la deficiencia de nutrientes. Por ejemplo, años de deficiencia de minerales debido a un régimen alimenticio pobre o desbalanceado causan, fomentan y sustentan enfermedades crónicas. Los jugos frescos ayudan a prevenir la deficiencia de nutrientes.

¿De qué forma pueden causar enfermedades las deficiencias de una dieta? Todas las células del cuerpo están programadas para consumir energía interna y nutrientes proporcionados de forma externa (a través de la sangre y la linfa) para realizar su función en el organismo; pero, ¿cómo puede llevar a cabo su función una célula si carece del tipo de minerales indispensables para hacer que la estructura funcione bien o para formar la proteína que debía producir?

La respuesta es: no puede hacerlo. Una vez debilitada la célula debido a la carencia de minerales (por lo general múltiples) resulta fácil de dominar por varios de los procesos que pueden originar una fragmentación del ADN en el núcleo de la célula, o alguna otra alteración en su funcionamiento. Por lo general, estas fragmentaciones ocurren en las partes físicamente débiles del cuerpo, donde una ligera alteración puede ser de terribles consecuencias, como el inicio de enfermedades degenerativas, incluyendo asma, deficiencia renal, enfisema, cáncer o enfermedad cardiovascular.

Los jugos frescos y rebosantes de vida son una medida preventiva y un antídoto eficaz para todos los problemas de salud, empezando con la deficiencia de nutrientes. Tienen los ingredientes idóneos para prevenir o ayudar a contrarrestar una enfermedad.

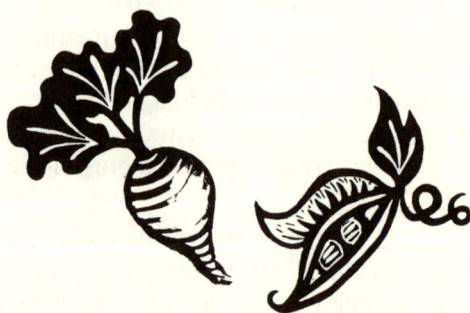

CAPÍTULO TRES

Verduras en su extractor

UNA DE LAS GRANDES VENTAJAS de los jugos ricos en clorofila es su efecto depurativo sobre el intestino y otros sistemas de eliminación, al purificar la corriente sanguínea y el sistema linfático. Un cuerpo libre de impurezas digiere y asimila bien y se encuentra lleno de energía y vigor. El padecimiento y la enfermedad rara vez perturban a un cuerpo sano, o desaparecen de él cuando se restituye la purificación.

En la introducción les hablé del poder curativo del jugo de verduras al describirles mi experiencia con la mujer que padecía 13 úlceras en la pierna. Después de que los doctores de dos clínicas de prestigio no pudieron ayudarla, el Doctor Clorofila le demostró que la naturaleza cura. Cuando en un principio tratamos de los jugos de verdura, hablamos brevemente del aspecto purificativo de la curación, un tema que pocas veces se debate en la actualidad.

EFECTOS TERAPÉUTICOS DE LA CLOROFILA

Forma una cuenta sanguínea alta
Contrarresta toxinas
Ayuda a purificar el hígado
Provee hierro a los tejidos del corazón
Alivia problemas de azúcar en la sangre
Aumenta la producción de leche
Elimina los olores del cuerpo
Mejora el drenaje nasal
Alivia la inflamación de garganta
Mitiga las úlceras
Ayuda a eliminar el catarro

Destruye las bacterias en heridas
Disminuye el flujo nasal
Es benéfica para las amígdalas
inflamadas
Mitiga el dolor de hemorroides
Revitaliza el sistema vascular
en las piernas
Reduce el dolor causado
por inflamación

Mejora las venas varicosas
Proporciona hierro a los órganos
Purifica y desodoriza el
intestino
Ayuda a combatir la hepatitis
Ayuda contra la hemofilia
Ayuda en problemas de asma
Ayuda a que las llagas
sanen más rápido

Existen varios tipos de verduras que puede usar para elaborar jugos, pero antes de continuar con el tema de la purificación me gustaría tratar el tema de cómo extraer el jugo de las verduras.

JUGOS DE PLANTAS Y YERBAS

He constatado el alivio de muchos pacientes con jugos de verduras que contienen clorofila, enzimas, magnesio, fósforo, potasio, sodio, así como provitamina A, complejo B y vitaminas C, E y K. El poder de los rayos del sol en la clorofila purifica el cuerpo a las mil maravillas.

Las sales de potasio, abundantes en los jugos de verduras, refuerzan la función cardiaca y neutralizan los ácidos en los músculos. Ayudan a proteger el hígado y la vesícula biliar de los efectos dañinos de las grasas. La clorofila de las verduras limpia el intestino y el torrente sanguíneo, y se dice que la provitamina A (caroteno) es un anticancerígeno, es decir, un protector contra el cáncer.

Las verduras tienen alto contenido de esta vitamina anticancerosa, así como las zanahorias. Uno de mis pacientes tomó sólo jugo de zanahoria durante más de un año. Su médico le había diagnosticado una enfermedad degenerativa, y me resultaba difícil de creer lo que eliminaba su intestino mientras se sometía a su dieta de jugo de zanahoria. Al paso del tiempo, todos sus síntomas desaparecieron. El jugo de zanahoria es aceptado en todo el mundo por la mayoría de la gente, mientras que el jugo de yerbas, de trigo, cebada, alfalfa y verduras de hojas deben diluirse en agua o en un jugo más ligero, o de lo contrario sorberse muy despacio. El jugo de verdura es demasiado fuerte y debe consumirse con cuidado.

JUGO DE VERDURA Y ENFERMEDAD DEGENERATIVA

Ann Wigmore, fundadora del *Hippocrates Health Institute,* hizo famoso el jugo de trigo crudo. Wigmore es una persona maravillosa, y yo estimo mucho su trabajo. Ella ha demostrado que a los resultados nutricionales de los alimentos y jugos crudos, "vivos", los acompaña a menudo un fuerte retroceso de la enfermedad, así como la restauración de la energía, en las personas que han llegado a su instituto en busca de ayuda.

El doctor H. E. Kirschner fue un gran creyente en el valor del jugo de verduras. En los años treinta, el doctor Kirschner confirmó el poder curativo de este jugo cuando estuvo a cargo de 200 pacientes tuberculosos en el Sanatorio Olive View, cerca de Los Ángeles. A estos pacientes les daba diario una "bebida verde" que contenía un poco de piña, alfalfa, perejil, hierbabuena, espinaca, hierbas, polvos de alga marina, almendras, dátiles y semillas de girasol, todo esto licuado, como complemento de su dieta regular. Muchos pacientes aumentaron de peso, mejoraron la digestión y la función intestinal y mostraron un incremento de hemoglobina. Los pacientes considerados incurables abandonaron la cama en seis u ocho meses.

Conocí al doctor Kirschner cuando llegó a mi rancho a entrevistar a un paciente, cuyos síntomas de cáncer desaparecieron después de un ayuno prolongado de jugo. Compartíamos muchas cosas, ambos creíamos que la cura natural y la curación sin medicamentos eran lo más cercano a la verdadera restauración de la integridad de los tejidos.

He aquí la "bebida verde" del doctor Kirschner. Remojar toda la noche en agua quince almendras, cuatro dátiles sin semilla y cinco cucharaditas de semillas de girasol. Al día siguiente, todo esto se licúa junto con un jugo de piña previamente endulzado. Enseguida, coja cuatro manojos grandes de verduras (no tallos), como alfalfa, perejil, hierbabuena, espinaca, betabel, berro, col, acelga y hierbas como malva o diente de león. Licúe las verduras en jugo de piña, luego mézclalas con nueces, dátiles y semillas licuadas. ¿No le parece delicioso?

Ahora bien, la "bebida verde" del doctor Kirschner no era una bebida de jugo sino un licuado. Sin embargo, usted puede elaborar una estupenda bebida de jugo verde, y he aquí la fórmula:

Jugo verde básico. Puede emplear trigo, cebada o alfalfa, pero diluida con perejil, hierbabuena y espinaca frescas o incluso apio. Si lo desea, dele sabor con jugo de piña o de manzana, o dilúyalo con agua destilada. Puede agregarle hierbas, extrayendo el jugo fresco de hojas, flores o semillas, agregando el polvo seco al jugo y mezclándolo, o con un té de yerba mezclado con el jugo verde básico.

TES DE YERBA DILUIDOS CON JUGO

Como bebida refrescante de verano para mis pacientes y alumnos, preparamos un refresco grande de té de yerbas mezclado con jugo.

Los tés de yerba con sabores característicos agradables, como el de limón o de alfalfa con menta, saben bien con jugo de manzana, mientras que otros saben bien con piña o licuados de diferentes frutas.

Si necesita recuperar energía tome un vaso de cualquier jugo de fruta o verdura, agréguele una cucharada copeteada de polen de flores y licúelos 30 segundos. Su sabor es magnífico y aumemta su energía.

MÁS IDEAS Y PUNTOS DE VISTA SOBRE EL JUGO

Cuando estuve en Suiza en el Instituto Bircher-Benner, observé que les daban betabel a las ratas de laboratorio para reducir el porcentaje de desarrollo del cáncer. El betabel es bueno para el hígado, la vesícula biliar y el intestino, y siempre trato de incluir en mi régimen alimenticio un poco de jugo o un betabel en rebanadas. Durante toda mi vida nunca he tenido problemas del intestino, y el crédito de mantenerme en continuo movimiento se lo debo al betabel y a su jugo.

Recuerdo cuando en la Universidad de Stanford el doctor Garnett Cheney descubrió que el jugo de col puede curar las úlceras del estómago. Haga un jugo con media cabeza de col y tómese aproximadamente una cuarta parte en el transcurso del día. Si no puede beberlo debido a su sabor combínelo con jugo de apio o piña. A ciertas personas les resulta un poco fuerte su sabor y prefieren diluirlo para tomarlo.

En muchos casos de sangrado del intestino, les sugiero a mis pacientes que usen jugos de verdura o clorofila líquida en su lavativa de agua. La clorofila tiene un efecto calmante, purificador y curativo en el intestino.

Hace muchos años, tuve una paciente que tenía una constitución bastante limitada y delicada debido a más de cien divertículos a lo largo de un costado del colon. Su doctor quería cortarle toda esa parte del colon, pero vino a verme en busca de una alternativa. Casi todos los alimentos trastornaban su digestión; descubrí que lo único que toleraba bastante bien era la leche de cabra, por lo cual la sometí a dieta de esta leche. Sin embargo, como carece de hierro, tuvimos que agregar un poco de jugo de verdura a la leche para asegurarnos de que no provocara anemia. Esta señora se quedó a vivir en el rancho por más de 30 años, trabajando como empleada. Nunca había tenido una empleada tan eficiente como ella, a pesar de que su dieta sólo consistía de leche de cabra y clorofila o jugo de verdura.

OTRA FORMA DE PREPARAR JUGOS

Si no puede darse el lujo de comprar un extractor (pero debe ahorrar para uno), puede elaborar jugo de trigo, de cebada o de cualquier otra combinación de verduras agregando agua destilada en una licuadora, junto con un manojo de yerbas. Vacíe el jugo en un recipiente grande y déjelo remojando en un lugar fresco durante dos horas. Enseguida fíltrelo con una tela y obtendrá una bebida de verdura, diluida pero todavía fresca y eficaz.

Cuando estoy cansado o siento la necesidad de recuperar energías, pido mi bebida. Mis amigos y empleados la llaman "la bebida del doctor Jensen". Está basada en leche de cabra o leche de soya (hecha con polvo de soya, *no* con harina de soya), y se mezcla por partes iguales con jugo de zanahoria o de verduras. Se le agrega una cucharadita de mantequilla de almendra o de semillas de ajonjolí, luego otra cucharada de algún endulzante natural como miel, azúcar de arce ("maple") o de dátil. En una ocasión pedí que le agregaran una rebanada de aguacate, la mitad de un plátano o un poco de jugo de betabel. Ésta es mi bebida.

Lo invito a probarla. Quizá usted le agregue algo que aumente su placer, o algún nutriente en particular que sabe que necesita. Eso es lo divertido de preparar jugos y licuados.

¡Usted puede ser tan creativo como lo desee!

Existen extractores de trituración lenta conocidos como exprimidores de trigo, que extraen el jugo de cebada, trigo, alfalfa y otras verduras; pero también puede elaborar jugo de verdura en un extractor de hélice si lo prepara con una verdura "dura" como la zanahoria o el apio. Las verduras duras proporcionan volumen o cuerpo a las verduras tiernas que mezclan su jugo con el de la verdura más dura.

Este proceso de mezclar le impide a usted obtener un jugo de verdura pura, pero éste le resultará tan fuerte que querrá diluirlo. Recuerde, yo no tenía exprimidor cuando llegó a verme la paciente con las 13 úlceras en la pierna. Hice que ella misma cortara las verduras, pero diluí el jugo en agua destilada. Eso lo hizo más ligero y fácil de tomar.

CÓMO CULTIVAR EL TRIGO

El trigo no sólo contiene gran cantidad de provitamina A y clorofila; también es rico en minerales y enzimas. Contiene proteína, prostaglandinas y microelementos. Debido a su alto valor nutricional, a mucha gente le gusta cultivarlo en su casa.

Para cultivar trigo, remoje los granos en agua durante la noche y plántelos al día siguiente en una maceta con tres centímetros de tierra húmeda por lo menos. No se preocupe respecto a la profundidad, porque deberá cosecharlo antes de que crezca demasiado. Esparza los granos sobre la tierra y después cúbralos con aproximadamente medio centímetro más de tierra. Riegue un poco la maceta todos los días, para conservar húmeda la tierra. Cuando la planta tenga 13 o 15 centímetros de altura, córtela desde abajo y extraiga el jugo.

La pulpa de trigo sirve como cataplasma para eliminar las toxinas en heridas, infecciones, furúnculos y quistes. Coloque la pulpa en la parte deseada, cúbrala con una tela húmeda y encima de ésta otra tela o una toalla seca.

En la mayoría de las tiendas de alimentos para la salud puede comprar clorofila líquida hecha de alfalfa. Es buena pero no es fresca. Como todos los alimentos crudos, el jugo de verdura fresca contiene enzimas vivas, y éstas son las bujías que activan cientos de miles de reacciones químicas que se llevan a cabo en el cuerpo a cada momento, destruyendo, construyendo y cambiando una sustancia a otra. La enzima es una proteína activa y compleja capaz de provocar un cambio en otra sustancia sin cambiar ella misma. Entre más enzimas tomemos en jugos y alimentos, nuestro cuerpo consumirá menos energía al procesar y asimilar los alimentos cuando éstos se dividen en partículas fundamentales.

Si no le es posible adquirir un exprimidor para procesar verduras y desea extraerles el jugo, puede licuarlas con agua destilada, luego elimine los residuos filtrando con una tela. Quedará diluido, pero eso no es inconveniente: los jugos diluidos son más fáciles de tomar. No todo mundo puede comprar dos o más exprimidores.

En los programas para contrarrestar enfermedades crónicas o degenerativas se usan jugos preparados con verdura fresca. ¿Funcionan? Junto con una dieta balanceada, yo diría que son de gran ayuda.

¿QUÉ CONTIENE UN JUGO DE VERDURAS?

Cuando hablo de "jugo verde", estoy cubriendo bastante territorio. Esto incluye diente de león, berza, mostaza, betabel, col, espinaca, acelga, germinados de varias clases, alfalfa, trigo, cebada, nabo, berro, perejil y espárrago. Los jugos de verdura tienen mucho en común.

Primero que todo, entendamos qué es la clorofila. La clorofila en las hojas de las plantas es una central química activada por los rayos de sol para obtener del aire bióxido de carbono por medio de los poros de las hojas. Los carbohidratos se forman al dividirse las moléculas de agua y recombinar su hidrógeno y oxígeno con el carbono y oxígeno del bióxido de carbono. Todo esto se realiza en presencia de la clorofila. Los carbohidratos son los azúcares o almidones de las plantas, algunos de las cuales se encuentran almacenados en las raíces del fruto de la planta, junto con vitaminas, minerales, enzimas, un poco de aceite, un poco de proteína y bastante agua.

Con frecuencia, a la clorofila se le llama la "sangre vital" de las plantas, y su molécula básica es casi idéntica a la molécula de la hemoglobina de la sangre. La diferencia radica en que hay una molécula de hierro en el centro de la estructura de la hemoglobina, mientras que en el centro de la molécula de clorofila hay una molécula de magnesio. Es sorprendente saber que la mayoría de las verduras contienen 1 o 2 miligramos de hierro por cada 100 gramos, además del magnesio de la clorofila. Sólo para darle una idea de la cantidad incluida en dos verduras diferentes, tenemos que 100 gramos de perejil crudo contienen 6.2 mg de hierro y 4.1 de magnesio, mientras que 100 gramos de berro contienen 1.7 mg de hierro y 18.6 mg de magnesio. Necesitamos tomar diariamente un promedio de 18 mg de hierro.

EL SECRETO DE MI TRABAJO

El secreto de mi trabajo radica en establecer una cuenta sanguínea alta en mis pacientes, y nada mejor para formar una buena cuenta de glóbulos rojos que los jugos de verdura. Una cuenta elevada de glóbulos rojos en la sangre significa que se puede llevar más oxígeno a los tejidos para que ayude en la respiración celular.

Un hombre procedente de Canadá y de una tercera generación de vegetarianos me llevó a su hija para que la ayudara con un problema de anemia. Ella era la cuarta generación de vegetarianos y se había rehusado a ingerir complementos de origen animal. Le di a tomar diario ocho bebidas ricas en clorofila y su cuenta de glóbolos rojos aumentó de 2 800 000 a 3 800 000 en un mes. Al abandonar el rancho tenía 4 500 000, casi lo normal. Recuperó la salud y llegó a ser una persona muy activa y vigorosa. Actualmente está casada y sus hijos son sanos y fuertes.

La vitamina K, el factor de coagulación, es una vitamina soluble en grasa que se encuentra en todas las verduras, un beneficio adicional. La vitamina A, en forma de caroteno, abunda en todas las verduras verdes y en el jugo de zanahoria. La ciencia ha descubierto que una dieta rica en caroteno disminuye el riesgo de cáncer. Las verduras fluctúan entre 50 a 200 mg de calcio por cada 100 gramos, y la mayoría son ricas en potasio. En casi todas ellas hay trazas de cobre y zinc.

El jugo de verdura ayuda a controlar el calcio en el cuerpo y sirve como auxiliar en la curación. Alimenta a las bacterias benignas y purifica el intestino; aumenta la capacidad de coagulación a la vez que fortifica y limpia de impurezas el torrente sanguíneo. Los experimentos realizados a principios de este siglo demostraron que la clorofila tiene propiedades antisépticas y es eficaz para desinfectar heridas. También es un factor de rejuvenecimiento al consumirse con una dieta balanceada. Hemos descubierto que los jugos de verdura son un regalo especial de la naturaleza para desintoxicar, purificar y restaurar un cuerpo débil y contaminado. (Vea el libro del doctor Jensen *El poder curativo de la clorofila*, en preparación).

ESTABLEZCA UN PROGRAMA DE VIDA SANA

Quiero señalar que no es suficiente tomar algunos vasos de jugo todos los días con la esperanza de compensar los malos hábitos de alimentación y un estilo de vida insalubre. Si desea vivir una vida larga y sana, tendrá que elegir un nuevo camino, y los jugos sólo son una pequeña —aunque importante— parte de ese nuevo camino.

Una dieta balanceada, como lo es mi Régimen Alimenticio de Salud y Armonía, es fundamental para una forma correcta de vida.

Los jugos y otros complementos alimenticios se ingieren para ajustar la dieta de acuerdo con sus requerimientos. El ejercicio regular es indispensable, lo mismo que dormir y descansar de manera apropiada, así como respirar bastante aire fresco.

Me encantan los jugos y lo que éstos hacen por mi salud, pero no tendría la salud que disfruto a los 85 años (al momento de salir este libro) si no hubiera seguido un programa de salud total, un camino para vivir bien.

AMIGOS DEL HUERTO Y EL CAMPO

A continuación le proporciono una lista de las mejores plantas y verduras que conozco para dar jugo. En la variedad está el gusto, y la clave para una mejor salud; por consiguiente, cada cierto tiempo cambie el tipo de verdura que consume en jugos.

ALFALFA. Si puede obtenerla fresca, recomiendo el uso de la alfalfa en el jugo de verdura básico, no sólo como algo adicional. Esta planta echa raíces profundas, extrayendo microelementos, así como calcio, magnesio, fósforo, hierro y potasio, por lo cual es muy conocida.

Úsela para purificar la sangre y en caso de problemas digestivos. Alivia artritis (consúmase con chaparral), alergias, náuseas del embarazo y ayuda a las glándulas endocrinas.

La alfalfa en forma de germinado es uno de los alimentos más puros que podemos obtener para el cuerpo; los germinados fomentan la actividad saludable del intestino. Las tabletas de alfalfa son benéficas para mantener las cavidades del intestino y otras áreas libres de materiales putrefactos estancados. Los tes de alfalfa son excelentes fuentes de alcalinidad.

ANÍS. Esta planta aromática se encuentra en mercados populares y tiendas de alimentos para la salud, o tal vez crezca cerca de su casa de forma silvestre. Un poco de anís fresco en su jugo de verdura reducirá o eliminará la formación de gases en el estómago e intestino.

BETABEL. Contiene potasio, magnesio, yodo y hierro, además de ser un excelente mineralizador del cuerpo. Lávelo bien, y si está tierno use el tallo. El jugo de betabel es benéfico para el hígado y la vesícula biliar. Medio vaso al día lo ayudará a evacuar.

BOK CHOY. Esta col china es rica en azufre, hierro y potasio. El azufre purifica y activa el cuerpo, además tonifica todo el sistema.

COL DE BRUSELAS. Esta variedad de col también es rica en azufre. A mucha gente el jugo crudo de esta col le produce gases, así es que tenga cuidado.

COL. El jugo de col es excelente para el estómago. Contiene sodio, el elemento de la juventud, y potasio, el tonificador muscular. Un doctor de Stanford erradicó úlceras estomacales con jugo de col como remedio. Use col cruda en ensaladas. Media taza de col cruda contiene más vitamina C que una naranja mediana.

AJÍ (Cayena). Recomiendo agregar directamente en el extractor un poco de ají en polvo, no más de media cucharada al principio, para ayudar a la circulación. Es bueno para el corazón, la presión alta, asma y problemas respiratorios graves, para incrementar la energía y resistencia. Puede usarlo con ajo crudo (uno o dos dientes) para la hipertensión arterial.

APIO. Debe extraerse el jugo de las hojas junto con el del tallo. El potasio de aquéllas equilibra el alto contenido de sodio en el tallo. Si únicamente toma el jugo del tallo, obtendrá una cantidad concentrada de sodio. Un exceso de potasio también puede causarle problemas, mas pocas personas obtienen mucho potasio porque nuestro cuerpo requiere demasiado. Específicamente alimenta la estructura muscular, que constituye el 80% de nuestro cuerpo.

CHAPARRAL. Igual que la alfalfa, el chaparral es un buen purificador de la sangre y es especialmente eficaz preparado con otras verduras, ya que proporciona un tónico abundante en clorofila que sirve para suavizar y limpiar el intestino. El chaparral se usa con más frecuencia para la artritis y las enfermedades degenerativas en el cuerpo.

CEBOLLIN. Es rico en potasio, calcio y azufre. Es eficaz para eliminar el catarro.

CILANTRO. Esta maravillosa planta culinaria mejora el sabor de sopas, ensaladas, carnes, pescados y aves; asimismo, fortalece el corazón y actúa como tónico para el sistema digestivo. Extraiga el jugo a un puño de cilantro y agréguelo a su bebida de verdura.

DIENTE DE LEÓN. Sus hojas y raíz sirven para limpiar de impurezas los riñones, el hígado y la vesícula biliar. También es bueno para el intestino, bazo y páncreas, así como contra la anemia, diabetes, hipoglucemia, presión arterial baja y problemas en la piel. Es un diurético suave y una excelente fuente de calcio, manganeso, cloro, potasio y hierro.

EQUINACEA. Es un poderoso agente desintoxicante. Le recomiendo preparar una infusión hirviéndola durante 8 o 10 minutos antes de agregarla al jugo y mezclarla. Cómprela en una tienda de alimentos para la salud y siga las instrucciones respecto a la cantidad que debe agregar. Es uno de los mejores purificadores del sistema linfático y ha dado buenos resultados en algunas enfermedades degenerativas.

ENDIVIA. La endivia es amarga, pero es muy eficaz para adelgazar. Lávela bien antes de extraerle el jugo.

ESCAROLA. Pertenece a la familia de la lechuga y tiene un alto contenido de potasio. Para hacerla más sabrosa agréguele jugo de fruta.

COL VERDE. Es una de las verduras más ricas en calcio. También contiene azufre.

MALVA. Esta planta silvestre crece en gran cantidad por todo Estados Unidos y otras partes del mundo. Medio kilo contiene 50 000 unidades de vitamina A, muy importante para evitar infecciones. Es sabrosa en ensaladas y puede cocerse al vapor como la espinaca. No olvide limpiar bien las hojas con una cucharada de desinfectante por 4.5 litros de agua. Remoje las hojas durante cinco minutos y lávelas enseguida.

CAPUCHINAS. Son otra fuente de verduras. También puede prepararlas en ensalada.

PEREJIL. Con el perejil se prepara una excelente bebida de clorofila eficaz para los riñones. Puede dejarlo secar y hacer té. Siempre consúmalo en la sopa y el caldo. Tiene más hierro que cualquier otra planta que yo conozca. Es de alto contenido de provitamina A, anticancerígeno natural, y de clorofila, el purificador más eficaz de la naturaleza. Consúmalo en abundancia en su jugo de verdura.

Es bueno para el riñón y contra cálculos en la vesícula, limpia de impurezas el hígado, refuerza el corazón y es un buen tónico para los vasos sanguíneos. Algunas personas aseguran que el perejil ha sanado su artritis (todas las hierbas y verduras en forma de hoja ayudan a reducir los síntomas de la artritis, pero algunas son mejores que otras). El perejil es una de las pocas hierbas que ayudan a desodorizar el aliento de ajo y cebolla.

MENTA, HIERBABUENA. Estas plantas contienen mucha clorofila. Proporcionan un sabor excelente a las bebidas amargas. Son muy eficaces para eliminar los gases del conducto intestinal y hacen que éste tenga un olor agradable.

SALVIA. Es una planta de fuerte olor que acostumbro mostrarles a mis pacientes en el rancho durante nuestras caminatas matinales. Les digo que recojan algunas, las froten entre sus manos y las huelan. La salvia le abrirá los ojos y las fosas nasales y le quitará la somnolencia de inmediato.

Descubrimos que al agregar un poco de salvia a su bebida de verdura disminuyen las secreciones de las membranas mucosas, ayuda a combatir los problemas digestivos e intestinales, reduce el nerviosismo y la transpiración nocturna, expulsa parásitos del intestino, disminuye la náusea y el vómito del embarazo y ayuda a los problemas de la piel. Es bueno saber que en algunas personas la salvia puede actuar como depresor sexual.

ESPINACA. Trate de tomar una pizca de espinaca en un jugo crudo, pero no se exceda porque contiene ácido oxálico que interfiere con la absorción de calcio en el cuerpo. La acelga suiza y las hojas de betabel también contienen este ácido, lo mismo que el chocolate.* Tomando en consideración la amplia variedad de verduras, la espinaca debe comerse no más de dos veces por semana.

ACELGA SUIZA. De la misma familia de la espinaca, la acelga suiza es más sabrosa. También contiene ácido oxálico.

---

*Acerca de los oxalatos, es conveniente aclarar que éstos se acumulan en las hojas verdes a medida que la planta madura, por lo que las hojas tiernas tienen una proporción baja de este ácido.

TOMILLO. Esta conocida planta para sazonar no sólo aumenta el sabor de los alimentos, sino que es un fuerte estimulante de la eliminación del catarro del aparato respiratorio, así como un remedio eficaz para el dolor de cabeza. Reduce los síntomas del asma y la fiebre del heno, y puede ayudar a prevenir los cálculos en el riñón.

NABO. Ya he mencionado la contribución del doctor Goldstein a la salud al recomendar el consumo de esta verdura para controlar el metabolismo del calcio en el cuerpo. Cuando el doctor Goldstein empleó este remedio, desaparecieron la mayoría de los síntomas de la pelagra.

BERRO. Éste es uno de nuestros grandes amigos del huerto para reducir el exceso de peso: cualquier persona que esté excedida de peso debe tomar más potasio y menos sodio en su dieta. Éste es un alimento rico en potasio. El sodio retiene agua mientras que el potasio ayuda a eliminarla. Debido a que crece a lo largo de las corrientes de agua, rara vez necesita regarse.

JUGO DE TRIGO. Éste es uno de los mejores constructores de salud que conozco.

Las hierbas frescas no son tan eficaces como las secas o en polvo, o como los tés herbales, cocciones o extractos (sustancias herbales disueltas en alcohol); pero son, igual que otros nutrientes "vivos", los remedios potencializados y triturados de la naturaleza: completos, puros y naturales, y su jugo fresco agrega el toque curativo especial que sólo se encuentra en las plantas.

Para un tratamiento con un sabor especial, agregue limón fresco, menta o regaliz a un jugo de verdura endulzado con jugo de piña.

Las hierbas que generalmente se consiguen frescas en el mercado en su temporada incluyen cilantro, perejil, estragón, menta, salvia, mejorana, romero, orégano, tomillo, albahaca, anís, ajo y cebollines. Algunas de éstas se usan principalmente para cocinar, mientras que otras también tienen un claro valor curativo. Le recomiendo adquirir mi nuevo libro *Herbs: Wonder Healers* (Las hierbas, curadores maravillosos) para que pueda aumentar el poder curativo de sus jugos frescos todavía más.

Esta lista de ninguna forma es completa, pero tiene el propósito de recordarle algunos de los alimentos valiosos que tenemos en el huerto. Espero que empiece a consumirlos si no lo está haciendo ya.

CAPÍTULO CUATRO

Las mejores frutas y verduras para jugos

OPINO QUE DEBEMOS CONSUMIR jugos de acuerdo con la temporada, al igual que consumimos frutas y verduras según su tiempo, con algunas excepciones determinadas por el sentido común. Donde los inviernos son crudos y el hielo y la nieve hacen imposible cualquier cultivo de frutas o verduras en casa, puede consumir lo que encuentre disponible en las tiendas o reconstituir frutas secas dejándolas remojar toda la noche, empezando con agua hervida. Sin embargo, le aconsejo seguir la ley de la variedad en alimentos de la naturaleza, consumiendo asimismo una variedad de jugos. No tome el mismo jugo o combinación de jugo todos los días.

La variedad en lo que comemos y tomamos es la única "garantía" real que podemos tener para asegurar que nuestros cuerpos obtienen todos los elementos químicos y nutrientes que necesitamos.

Debido a que la vitamina B_{12} es tan indispensable, y sin embargo tan carente en frutas y verduras, le aconsejo agregar dos gramos de clorela a su jugo dos veces al día, mezclándolo en su licuadora. La clorela es muy rica en vitamina B_{12}, así como en los factores nucleicos que ayudan a mantenerse joven, y en el factor de crecimiento que estimula la curación. No se equivocará al agregarla. La clorela se encuentra en la mayoría de las tiendas de alimentos para la salud.

Las verduras se conservan más tiempo porque contienen menos azúcar y humedad. Por la misma razón, muchas de las frutas suaves, si ya están completamente maduras, son casi tan rápidas y fáciles de digerir y asimilar como un jugo de fruta. No obstante, es más difícil extraer el jugo de las frutas tiernas porque su pulpa obstruye el filtro de los extractores. Por consiguiente, algunas frutas suaves se procesan mejor en "néctares", como el durazno o el chabacano.

Todos los jugos deben consumirse dentro de las seis horas siguientes a su preparación, pero de preferencia en el transcurso de una hora.

En mi libro *Foods That Heal* aparece una guía completa de frutas y verduras. Durante muchos años recopilé la información que contiene, y espero que sea valiosa para usted. Esta guía de alimentos curativos muestra la forma de usar los alimentos como medicina, conforme a la tradición de V.G. Rocine e Hipócrates.

Cada fruta o verdura se describe con todo detalle y se proporciona el valor terapéutico de cada una. En ella no aparecen todas las frutas o verduras; sólo he incluido aquellas de las que pude obtener toda la información que deseaba compartir con usted. Por favor, consulte mi libro *Foods That Heal*.

GUÍA ANALÍTICA DE ALIMENTOS

En las siguientes páginas incluyo nuestra Guía Analítica de Alimentos con el fin de ayudarlo a seleccionar las frutas y verduras para preparar jugos y licuados. Esta tabla incluye el alimento y tipo, los elementos químicos predominantes, la mejor forma de prepararlos y servirlos para una buena digestión y las medidas terapéuticas.

La tabla lo ayudará en su selección de alimentos para cualquier condición de salud determinada. Esperamos que la información brindada le sea benéfica, de igual forma que ha demostrado ser una herramienta valiosa en nuestro trabajo durante muchos años.

GUÍA ANALÍTICA DE ALIMENTOS

Alimento y tipo	Elementos químicos predominantes	Forma óptima de prepararlo y servirlo para una buena digestión	Medidas terapéuticas
Almendras proteína grasas	manganeso fósforo potasio	Sírvalas con verdura o frutas. Almendras, apio y manzana: una comida completa. Prepare una bebida de leche de almendra.	Fortalece el tejido muscular, cerebro y nervios. La mejor de las nueces.
Manzanas mineral	potasio sodio magnesio	Lávelas; puede comerlas solas, en ensaladas o con proteínas. Désela a los niños entre comidas. En jugo o licuado.	Use las cáscaras para té. Es buena para el riñón y vías urinarias. Regula el intestino y el hígado.
Chabacanos mineral	potasio fósforo hierro silicio cobre	Sólo consúmalos frescos o secos (sin azufrar), solos, con crema *chantilly* o en ensaladas. Haga un postre batido de chabacano y póngale trocitos de nuez. Prepárelos en jugo o licuado.	Son eficaces contra anemia, estreñimiento y catarro.
Alcachofas mineral	yodo potasio hierro silicio	Lávelas y cuézalas al vapor. Consúmalas como verduras cocidas.	Bueno para bolo intestinal suave y minerales y, en general, para fortalecer el cuerpo.
Espárragos mineral	calcio hierro silicio yodo	Separe la parte tierna de la base del tallo. Quite las hojas si tienen tierra. Córtelo en pedacitos y cuézalo al vapor. Prepárelo en jugo o licuado.	Eficaz contra problemas de riñón y vejiga.
Aguacates mineral grasas	cloro fósforo azufre	Lávelo y quítele la cáscara. Puede comerlo solo, en ensaladas y sopas. Es bueno para rellenar *sandwichs*. Sabe bien en cualquier combinación. Agréguelo licuado a cualquier jugo para hacerlo cremoso.	Fortalece el cuerpo. Bueno contra colitis y úlceras. Útil como aceite y bolo natural en los intestinos. Es ligeramente laxante y mineraliza el cuerpo.
Plátano carbohidrato	potasio calcio cloro	Cómprelo cuando tenga manchas. Cómalo solo o en ensaladas, bien maduro u horneado, como almidón. Con medio plátano se puede preparar una bebida sedante.	Eficaz para subir de peso. Se usa como bolo natural para intestinos irritados, como colitis, úlceras y diarrea.

Alimento y tipo	Elementos químicos predominantes	Forma óptima de prepararlo y servirlo para una buena digestión	Medidas terapéuticas
Cebada carbohidrato	potasio silicio	Use cebada desperlada. Lávela, cuézala al vapor y sírvala como almidón, sola o en sopas; puede agregarles jugo.	Para subir de peso. Excelente para niños hasta de diez años por su contenido de silicio.
Robalo proteína	fósforo cloro yodo	Prepárelo asado a la parrilla, horneado o al vapor. Sírvalo con salsas naturales o limón.	Alimento para el cerebro y los nervios. El caldo de cabeza, aletas y cola, magnífico para nervios y glándulas.
Habas carbohidrato proteína	potasio fósforo calcio hierro	A las habas frescas quíteles la cáscara y lávelas, cuézalas al vapor o úselas en panes de carne o verduras. Con habas cocidas puede preparar licuados para varias combinaciones.	Prepárela en puré para úlceras estomacales. Buen alimento para formar los músculos.
Alubias mineral	manganeso nitrógeno	Lave las vainas, quíteles las puntas y los filamentos. Córtelas a lo largo y a lo ancho en rebanadas chicas y cuézalas al vapor. Haga jugo.	Buen mineralizador del cuerpo.
Carne de res proteína	fósforo potasio cloro	Debe prepararla asada o cocida. Sírvala con verduras y tomates o toronja.	Nutre el cerebro y los nervios. Eficaz contra anemia en personas mayores de 20 años, así como para quienes gastan mucha energía.
Betabel mineral carbohidrato	potasio fluor cloro	Corte las hojas, dejando tres centímetros de tallo. Cuézalo al vapor entero o picado. En jugo es excelente para la vesícula biliar y problemas del hígado, además, tiene efecto laxante.	El jugo combinado con zarzamora es benéfico para fortalecer la sangre.
Hojas de betabel mineral	potasio magnesio yodo hierro	Lávelas muy bien. Use los tallos si están tiernos. Córtelas en pedazos pequeños y cuézalas al vapor igual que la espinaca. Extraiga el jugo, tómelo en pequeñas cantidades.	Mineralizador del cuerpo.
Zarzamoras mineral	potasio magnesio yodo hierro	Lávelas y sírvalas solas, con otra fruta o con proteínas. ¡Los jugos de zarzamora son exquisitos!	Fortalecen la sangre. Úselas contra disentería o diarrea. Buenas en casos de anemia.
Arándanos mineral	potasio calcio magnesio	Lávelos y sírvalos solos, con otra fruta o con proteínas. Prepárelos en jugo o licuado.	Purifica la sangre y mineraliza el cuerpo.

Alimento y tipo	Elementos químicos predominantes	Forma óptima de prepararlo y servirlo para una buena digestión	Medidas terapéuticas
Pan de trigo integral proteína carbohidrato	fósforo cloro calcio silicio	Debe comerlo una vez al día con jugos y ensaladas de verduras. También puede preparar *sandwichs* pero rellenos de verduras.	Consumida de forma moderada es benéfica para dientes, músculos y huesos y contra la anemia.
Brócoli mineral	potasio	Corte las hojas y partes del tallo, que son duras. Lávelo minuciosamente y cuézalo al vapor. Prepárelo en jugo o licuado.	Mineraliza el cuerpo.
Mantequilla grasa mineral	sodio calcio cloro	Puede comerla con pan tostado y servirla con moderación con verduras. Use mantequilla dulce.	Muy buena para la vista; provee vitamina A si no se consume en exceso. Es la grasa más fácil de digerir. Úsela en quemaduras e inflamaciones de la piel.
Suero de leche mineral proteína	sodio calcio cloro	Es excelente con frutas cítricas o proteínas. Puede agregarles algún jugo.	Eficaz contra diarrea y gases. Normaliza gases intestinales y calma la acidez.
Col de Bruselas	potasio calcio azufre	Quite las hojas marchitas. Lávela y remójela en agua salada durante treinta minutos. Cuézala al vapor; puede prepararla en licuado.	Buen mineralizador.
Repollo mineral	potasio sodio	Quite las hojas externas marchitas y córtelo en cuadros. Lávelo y remójelo en agua salada. Cuézalo al vapor durante 7 minutos en una olla destapada. Uselo crudo en ensaladas. En jugo es formidable. El doctor Cheney afirma que cura las úlceras estomacales.	Buen mineralizador.
Zanahorias mineral carbohidrato	potasio calcio azufre silicio	Límpielas con cepillo de cerdas naturales y córtelas en rebanadas pequeñas. Cómalas en ensaladas, crudas o al vapor. Una zanahoria cruda diaria desarrolla los dientes y la mandíbula de los niños. Tiene alto contenido de betacaroteno. Es el más suave de todos los jugos. Mézclelas con cualquier otro jugo.	Magníficas para la vista, buenas para cabello y uñas. Fácil de digerir. De los mejores alimentos para romper el ayuno. Píquela bien.

Alimento y tipo	Elementos químicos predominantes	Forma óptima de prepararlo y servirlo para una buena digestión	Medidas terapéuticas
Melón de China mineral	potasio sodio cloro hierro silicio	Cómalo como cualquier otro melón. Rellénelo con fresa o zarzamora y crema ácida. Es bueno para las tardes calurosas. ¡Es un jugo que nunca olvidará!	Es útil para purificar y refrescar la sangre.
Coliflor mineral	potasio calcio azufre silicio	Quite las hojas y la base del tallo. Separe las flores. Remójela en agua salada treinta minutos. Cuézala al vapor.	Muy buen depurador intestinal.
Apio mineral	cloro sodio potasio magnesio	De preferencia cómalo crudo o en jugo vegetal. También puede consumirlo al vapor o en caldo vegetal. Tiene alto contenido de sodio; es magnífico para las articulaciones. Prepárelo en jugo o licuado.	Para artritis, neuritis, reumatismo, acidez, presión alta y nervios. En jugo, para una mejor salud; para todas las enfermedades. Eficaz para purificar la sangre.
Chayote mineral	potasio magnesio silicio	Después de lavarlo y pelarlo, córtelo en cubos o rebanadas y cuézalo al vapor. Extraiga el jugo y pruébelo.	No engorda y es buen mineralizador.
Queso de vaca Queso cottage proteína	calcio fósforo cloro	Cómalo como proteína. Siempre sírvalo con frutas o verduras.	Difícil de digerir, pero es una buena fuente de proteína completa. Es mejor seco o de granja.
Queso de cabra proteína	calcio fósforo fluor cloro	Siempre sírvalo con frutas o verduras.	Abundante en fluor. Benéfico para los huesos, dientes y la belleza, especialmente en los niños.
Queso Roquefort proteína	calcio fósforo fluor cloro	Siempre sírvalo con frutas o verduras.	Contiene fluor en abundancia. Muy bueno para huesos y dientes.
Queso suizo proteína	calcio fósforo cloro sodio	Siempre sírvalo con frutas o verduras.	Mineraliza el cuerpo. Eficaz para fortalecer el cuerpo.
Cerezas negras silvestres mineral	potasio hierro magnesio	Cómalas solas o con proteínas. Contienen mucho hierro. Prepárelas en jugo o licuado.	Contra la anemia y el catarro. Para problemas crónicos de la vesícula biliar tome un vaso de jugo tres días consecutivos dos veces al mes.

Alimento y tipo	Elementos químicos predominantes	Forma óptima de prepararlo y servirlo para una buena digestión	Medidas terapéuticas
Perifollo mineral	potasio hierro fósforo azufre	Cómalo con ensaladas, verduras, proteínas o carbohidratos. Agregue un poco de su jugo a cualquier otro.	Mineraliza el cuerpo.
Pollo proteína	fósforo potasio cloro	Sírvalo con verduras sin almidón, y tomates o toronja.	
Achicoria mineral	hierro azufre cloro potasio	Sírvala en ensaladas.	Mineraliza el cuerpo.
Col de China mineral	sodio hierro calcio magnesio	Sírvala cruda en ensaladas o preparada igual que el repollo.	Mineraliza el cuerpo.
Cebollines mineral	potasio calcio azufre	Sírvalos en ensaladas, con verduras o con queso *cottage*.	Mineraliza el cuerpo, eficaz para el catarro.
Coco proteína grasas mineral	potasio magnesio fósforo cloro	Tome la leche y la pulpa del coco con fruta fresca o verduras.	Fortalece el cuerpo y el peso. Bueno para huesos y dientes.
Maíz carbohidrato proteína	potasio fósforo silicio	Quite la pelusa con un cepillo de cerda dura. Cuézalo al vapor. Cómalo con verduras. El maíz amarillo es mejor que el blanco.	Es muy nutritivo para el cerebro y los huesos y fortifica los músculos.
Arándano agrio mineral	calcio azufre cloro	Nunca lo coma. Tiene alto contenido de ácido oxálico.	Úselo como compresa rectal para las hemorroides.
Crema de vaca grasa	calcio fósforo fluor	Cómala con frutas o verduras.	Para ganar peso. Úntela en la piel agrietada o quemada por el sol.
Pepinos mineral	potasio calcio fósforo silicio hierro	Cómalos en ensaladas. Sírvalos con un almidón o proteínas. Excelentes en bebidas de verano; prepárelos en jugo o licuado.	Son benéficos para problemas de la piel y para refrescar la sangre.
Grosella negra mineral	fósforo magnesio potasio	Consúmila como fruta dulce y seca; el jugo de grosellas es una bebida refrescante. Pruébelas.	Fortalece la sangre.

Alimento y tipo	Elementos químicos predominantes	Forma óptima de prepararlo y servirlo para una buena digestión	Medidas terapéuticas
Diente de león, hojas mineral	potasio calcio manganeso cloro	Deseche las hojas con botones o flores, pues su sabor es amargo. Quite la raíz; límpielas y lávelas muy bien. Mézclelas con verduras dulces; cómalas crudas en ensaladas, o al vapor. Su hígado se lo agradecerá. Prepárelas en jugo o licuado.	Limpia el hígado y la vesícula biliar. Mineraliza el cuerpo.
Dátiles secos carbohidrato	cloro	Lávelos. Cómalos solos o con frutas o verduras un poco ácidas. Sirven como sustituto del azúcar. Con ellos puede endulzar algunos alimentos licuados.	Eficaces contra la desnutrición.
Pato proteína	potasio fósforo cloro	Prepárelo asado o rostizado. Sírvalo con verduras y toronja o tomates.	Es una proteína fácil de digerir.
Berenjena mineral	potasio fósforo cloro	Consúmala con proteína o almidón igual que una verdura. Lávela y cuézala al vapor entera o en rebanadas. Puede rellenarla o servirla en asados y panes. Prepárela en jugo o licuado.	Buena como bolo intestinal. Buen mineralizador.
Huevo crudo proteína Yema de huevo mineral	azufre cloro yodo hierro	Cueza el huevo a fuego lento, nunca lo fría, y sírvalo con verduras, toronja, tomates o fruta. Sopa de huevo escalfado a la china. Agréguelo crudo o semihervido a cualquier bebida. Sólo debe usar huevos buenos.	Excelente alimento para niños. Nutritivo para el cerebro, nervios y glándulas.
Endibia mineral	potasio calcio azufre	Lávela y sírvala en ensalada. Extraiga el jugo y mézclelo con jugo de zanahoria.	Mineraliza el cuerpo.
Higos negros carbohidrato	potasio magnesio	Lávelos y cómalos solos o con otras frutas. Es un buen sustituto del azúcar. ¿Jugo de higo? ¡Claro que sí!	Es un laxante natural. El jugo es una buena bebida cuando no se puede tomar jugo de fruta ácida.
Toronja mineral	sodio potasio calcio	Cómala sola, con fruta o proteínas. Compre la toronja cuando tenga un color amarillo pardusco. Tome el jugo.	Para fiebres y bajar de peso. Para refrescar la sangre y eliminar el catarro.
Uvas mineral	potasio magnesio	Lávelas y sírvalas solas, con otra fruta o proteínas. Las uvas Concord son las mejores. Prepárelas en jugo con todo y semillas.	Depuradoras de la sangre. Siga una dieta de uva una o dos veces al año. Buenas para purificar el intestino y contra todos los problemas catarrales.

Alimento y tipo	Elementos químicos predominantes	Forma óptima de prepararlo y servirlo para una buena digestión	Medidas terapéuticas
Hipogloso ahumado proteína	fósforo potasio cloro	Sírvalo con verduras, toronja o tomates. Prepárelo cocido al vapor, asado a la parrilla o al horno.	Buena fuente de proteína completa, así como de grasa para el cerebro y nervios.
Miel carbohidrato	potasio calcio fósforo	Puesto que es un dulce concentrado, consuma poca miel con almidones y verduras. Sírve como endulzante para dar sabor.	Con cebolla es un buen jarabe para la tos; podrá reposar toda la noche. La miel de eucalipto es buena para las molestias de la garganta.
Raíz fuerte mineral	azufre flúor potasio	Úsela en aderezos para ensaladas, en *sandwichs* y salsas. Tome poco de este jugo.	Sirve para purificar la vesícula biliar y el hígado. Mineraliza el cuerpo.
Col mineral	calcio potasio	Cómala en ensalada con verduras de hoja. Lávela, córtela y consúmala cruda o en sopas. Tiene alto contenido de calcio. En jugo es buena para fortalecer los huesos y los dientes, así como para proporcionar vitalidad. No la consuma en exceso.	El caldo es bueno para que el cuerpo tenga calcio: es la mejor fuente de éste. Endurece dientes y huesos; mineraliza el cuerpo.
Colinabo mineral	calcio magnesio potasio	Lávelo y quítele la cáscara. Córtelo en rebanadas o desmenúcelo y cuézalo al vapor. Puede prepararlo en jugo o licuado.	Mineraliza el cuerpo.
Carnero proteína	potasio fósforo cloro	Prepárelo asado al horno o a la parrilla. Sírvalo con verduras y tomates o toronja.	Buena fuente de proteínas. Alimento para el cerebro, glándulas y nervios.
Puerro mineral	sodio calcio	Prepárelo con verduras. Lávelo y consúmalo en ensaladas. Puede extraer el jugo.	Efectivo para las enfermedades catarrales. Mineraliza el cuerpo.
Limón mineral	calcio magnesio potasio	Consúmalo solo como bebida o en ensaladas servidas con un alimento que contenga proteínas. Úselo en vez del vinagre. Sirve para disminuir lo dulce del jugo del uva.	Elimina catarro. Excelente en fiebres y trastornos hepáticos; úselo en lavados y enemas. Tiene alto contenido de sales de calcio. Refresca la sangre; reduce peso; efectivo agente germicida; blanquea la piel.

Alimento y tipo	Elementos químicos predominantes	Forma óptima de prepararlo y servirlo para una buena digestión	Medidas terapéuticas
Lentejas proteína carbohidrato	fósforo potasio	Sírvalas con una ensalada de verduras. Remójelas y cuézalas hasta que estén blandas.	Fortalece los músculos. En forma de puré son benéficas para úlceras estomacales y colitis.
Lechuga mineral	sodio calcio cloro potasio hierro	Lávela bien y consúmala en ensaladas. Las hojas externas son mejores.	Retarda la digestión. Es útil para el insomnio. En condiciones severas de gases deje de consumirla.
Lechuga romana mineral	calcio sodio potasio cloro	Prepárela con verduras, en ensaladas crudas, con almidones o proteínas. Las lechugas de hoja son mejores. Como jugo es estupenda.	Mineraliza el cuerpo.
Alga marina mineral	yodo potasio fósforo hierro	Úsela en polvo sobre ensaladas, en bebidas o esparcida en verduras cocidas al vapor.	Buena fuente de yodo.
Limas mineral	calcio magnesio potasio	Consúmalas en bebidas o en ensaladas servidas con un alimento que contenga proteínas. Sirven como sazonador y cambian el sabor. Prepárelas en jugo o licuado.	Las limas en suero de leche son efectivas para refrescar la sangre. Son benéficas para la congestión cerebral.
Mangos mineral	potasio calcio cloro	Cómalos igual que el melón o en ensaladas. Prepárelos en licuado. En jugo son muy buenos.	Buenos para intestinos irritados.
Leche de vaca proteína	calcio sodio fósforo	Sirve como proteína. Consúmala con frutas. Agregue cualquier jugo de verdura a productos derivados de la leche como yogur o kefir.	Es una proteína completa. Úsela en los ojos como compresas para la inflamación.
Leche de cabra proteína	sodio fluor calcio fósforo	Consúmala en vez de la leche de vaca. Siempre tómela cruda. A todos mis pacientes les he dado la mitad de un vaso de leche de cabra y la otra mitad de jugo de zanahoria.	Es mejor fuente de fluor que la leche de vaca y más fácil de digerir. Tómela cruda.
Champiñones mineral	potasio fósforo yodo	Úselos como condimento en los sustitutos de carne, asados y salsas.	Mineralizan el cuerpo.

Alimento y tipo	Elementos químicos predominantes	Forma óptima de prepararlo y servirlo para una buena digestión	Medidas terapéuticas
Melón mineral	sodio potasio silicio	Cómalo solo o con proteínas, o prepárelo en ensaladas con otra fruta. El jugo de melón es excelente.	Es buen mineralizador y útil para refrescar la sangre. Tómelo en vez de una bebida artificial.
Hojas de mostaza mineral	azufre potasio calcio magnesio	Lávelas cuidadosamente, córtelas en tiras y cómalas en ensaladas, o cocidas al vapor como una verdura. Puede mezclarla con otras verduras. Agregue un poco de ellas a su jugo.	Buen mineralizador del cuerpo, o fuente de calcio. Buen limpiador del hígado y la vesícula.
Avena mineral carbohidrato	silicio potasio fósforo magnesio	Consúmala con verduras o en ensaladas crudas. Debe estar bien cocida. Remójela antes de cocerla.	Excelente alimento para niños, sobre todo cuando les falta silicio. Buena fuente de éste.
Quimbombó mineral	sodio cloro	Lave las vainas y corte los tallos. Úselo en caldo y sopas o cocido al vapor. Sírvalo separado con mantequilla. Tiene un alto contenido de sodio. Pruébelo en forma líquida y mezclado con otros jugos.	Benéfico para las úlceras estomacales y el tracto intestinal irritado. Tómelo en todo tipo de caldos para trastornos estomacales.
Aceitunas mineral grasa	potasio fósforo	Sírvalas con verduras, ensaladas crudas o fruta. Ponga algunas aceitunas a su vaso de jugo.	Excelente fuente de potasio. El aceite es un buen alimento para el cerebro y los nervios. Véase caldo de potasio hecho de aceitunas.
Cebolla blanca mineral	azufre potasio	Pele las cebollas en el agua para evitar que le lloren los ojos. Sírvala cocida o en ensaladas crudas.	Es buena para todos los problemas catarrales, bronquiales y pulmonares.
Naranja mineral	potasio calcio sodio magnesio	Cómala sola, con nueces, yema de huevo cruda o con un alimento que contenga proteínas. Prepárela en jugo o licuado.	Es eficaz para eliminar ácidos, catarros y mucosidades difíciles.
Papaya mineral	sodio magnesio azufre cloro	Cómala igual que el melón o sírvala en ensaladas. El jugo de papaya es prodigioso.	Es efectiva para trastornos estomacales e intestinales, principalmente las semillas en té.

Alimento y tipo	Elementos químicos predominantes	Forma óptima de prepararlo y servirlo para una buena digestión	Medidas terapéuticas
Chiviría mineral	calcio potasio silicio	Lávela y límpiela con un cepillo de cerdas duras, rebánela o rállala y cuézala al vapor. Produce un sabor delicioso al agregarla a un jugo de verdura. Úsela en jugo o licuado.	Mineraliza el cuerpo.
Perejil mineral	calcio potasio azufre hierro	Cómalo con ensaladas crudas, carnes, sopas y verduras. Úselo como té y en jugos de verduras. En jugo es bueno para los riñones.	Bueno para la diabetes, purifica los riñones y controla el calcio en el cuerpo y lo mineraliza.
Durazno mineral	calcio fósforo potasio	Cómalo solo o en ensalada de frutas con un alimento que contenga proteínas. ¡Jugo de durazno!	Es útil para regular el intestino. Mineraliza el cuerpo y fortifica la sangre.
Cacahuate proteína grasa carbohidrato	fósforo silicio potasio	Cómalo en ensalada de verduras de hojas. Los cacahuates crudos son excelentes.	Difícil de digerir.
Pera mineral	sodio fósforo	Cómala sola o con ensaladas de fruta con alimentos que contengan proteínas. ¿Por qué no un jugo de pera?	Es un buen mineralizador del cuerpo y eficiente para regular el intestino.
Chícharo Garbanzo proteína carbohidrato	magnesio fósforo	Cómalo como proteína. Cuézalo como las legumbres secas, como son lentejas y judías. Remójelos antes de cocerlos.	Buena fuente de proteína vegetal.
Chícharo fresco carbohidrato mineral	magnesio calcio cloro	Quíteles la cáscara y lávelos. Cuézalos al vapor o consúmalos en caldo junto con las vainas, también buenas. Licúelos.	Mineraliza el cuerpo.
Nuez lisa proteína grasas	fósforo calcio potasio	De preferencia cómalas con verduras o frutas, o en hojuelas con frutas en el desayuno.	Es buena proteína. Úsela para ganar peso con apio y manzanas.
Persimonio mineral	fósforo calcio	Cómala con otra fruta fresca, proteínas o solo. Use su imaginación. Prepárelo en jugo o licuado.	Es un buen mineralizador del cuerpo y benéfico para el tracto intestinal irritado.
Piña mineral	sodio calcio magnesio yodo	Cómala sola, con otra fruta fresca, en ensalada o con proteínas. Buena con varios jugos. Tómela en jugo o licuado.	Es buena para la garganta irritada y catarro; fortalecedor de la sangre. Ayuda a la digestión.

Alimento y tipo	Elementos químicos predominantes	Forma óptima de prepararlo y servirlo para una buena digestión	Medidas terapéuticas
Ciruela mineral	magnesio	Cómala con otra fruta fresca, sola o con proteínas. Tenga cuidado; la mayoría son ácidas. Prepárela en jugo o licuado.	Es un eficaz laxante y regula el intestino.
Granada mineral	sodio magnesio	El jugo y la bebida de toronja son muy frescos. Prepárela en jugo o licuado.	Con suero de leche es efectiva para la congestión cerebral y nerviosa; purifica la sangre; el jugo es benéfico para enfermedades de la vejiga.
Palomitas de maíz carbohidrato	fósforo	Puede comerlas con ensaladas de verduras de hoja y con aderezo de crema.	Estimula la peristalsis al proveer fibra.
Papa horneada mineral carbohidrato	potasio fósforo magnesio silicio	Límpiela con un cepillo de cerdas duras. Sancóchela dos minutos. Póngale mantequilla a la cáscara y cuézalas al horno a fuego lento. El jugo de papa —con todo y cáscara— es formidable.	Es la mejor fuente de almidón. Tome caldo de cáscaras. Úsela como cataplasma.
Ciruela pasa mineral	potasio fósforo magnesio	Lávala, hiérvala y déjela reposando toda la noche. Consúmala como fruta fresca en el desayuno, batida para postre o en ensaladas. ¡Empiece a ser una persona vigorosa!	Es buen regulador del intestino. Buena fuente de sales minerales nerviosas.
Calabaza carbohidrato	sodio hierro fósforo	Cómala con alimento vegetal. Puede prepararla en natilla o en jugo o licuado.	Fortifica el cuerpo.
Rábano negro mineral	potasio fósforo magnesio	Úselo como aderezo. Añada un poco de azufre o acción volcánica a su jugo.	Contiene rafanón, muy efectivo para alteraciones de la vesícula biliar y el hígado.
Rábano rojo mineral	potasio fósforo magnesio	Consúmalo en ensaladas crudas, con verduras y almidones. Prepárelo en jugo.	Buena fuente de azufre. Es eficaz para el catarro.
Pasa mineral	potasio fósforo cloro	Lávala bien y remójela. Prepárela con verduras, almidón o proteínas. Úsala para endulzar cereales o en ensaladas.	Es dulce concentrado. Benéfico para fortalecer el cuerpo y un buen alimento energético.

Alimento y tipo	Elementos químicos predominantes	Forma óptima de prepararlo y servirlo para una buena digestión	Medidas terapéuticas
Frambuesa mineral	sodio hierro	Lávela bien. Sírvala sola o con fruta o proteínas. Le aconsejo combinarla con otros jugos. Prepárela en jugo o licuado.	Mineraliza la sangre y neutraliza la acidez; es bueno contra la anemia.
Ruibarbo mineral	potasio magnesio	Consúmalo cocido al vapor o asado al horno, con proteínas o solo. Use ruibarbos y manzanas para endulzar. No lo prepare en jugo.	Limpia completamente el tracto intestinal.
Arroz no pulimentado carbohidrato	fósforo sodio	Cuézalo al vapor y sírvalo con verduras.	Buen alimento para fortalecer el cuerpo. Es benéfico para los huesos, dientes, etcétera.
Centeno entero carbohidrato	fósforo magnesio silicio	Consúmalo con verduras crudas.	Buena fuente de silicio.
Espinaca mineral	potasio silicio	Corte las raíces y las hojas marchitas. Lávela, córtela y consúmala cruda o cocida al vapor. No en demasía, por su alto contenido de ácido oxálico. Tómela en jugo o licuado.	Mineraliza el cuerpo.
Calabaza carbohidrato mineral	sodio magnesio	Asada al horno o cocida al vapor en rebanadas o completa.	Fortalece el cuerpo y regula el intestino.
Fresa mineral	calcio sodio	Lávela y consúmala fresca, con o sin fruta o proteína. Agréguelas a un vaso de jugo. Haga jugo o licuado.	Al comerlas maduras neutralizan los ácidos.
Acelga mineral	sodio calcio magnesio hierro	Lávela cuidadosamente. Córtela en trozos de una pulgada. Cuézala al vapor. Use las partes tiernas para ensaladas. Prepárela en jugo ocasionalmente.	Mineraliza el cuerpo.
Tomate mineral	potasio sodio cloro	Sólo use tomate maduro. Consúmalo en ensaladas, caldos, cocido al vapor o con proteínas. Agregue jugo de tomate a sus proteínas. Licúelo.	Los mejores tomates son los enlatados. Siempre consúmalos con proteínas. También úselos como compresas y cataplasmas.

Alimento y tipo	Elementos químicos predominantes	Forma óptima de prepararlo y servirlo para una buena digestión	Medidas terapéuticas
Nabo mineral carbohidrato	potasio calcio	Lávelo y píquelo. Sírvalo crudo en ensaladas o al vapor. Agregue un tercio de jugo a otros.	Fortalece el cuerpo. Los problemas catarrales mejoran con este jugo. El jugo de nabo blanco es bueno para el asma, garganta inflamada y problemas bronquiales.
Hojas de nabo mineral	calcio magnesio	Sírvalas crudas en ensaladas, jugos de verduras o cocidas al vapor con verduras.	En jugo son eficaces para controlar el calcio en el cuerpo.
Nuez proteína grasa	manganeso fósforo magnesio	Consúmala con fruta o verduras en ensaladas.	Las nueces de negras son la mejor fuente de manganeso para el cerebro y los nervios.
Berro mineral	azufre cloro calcio	Lávelo bien y úselo como verdura para ensalada o aderezo. Prepárelo en jugo o licuado.	Mineraliza el cuerpo. Es eficaz para bajar de peso.
Sandía mineral	silicio calcio sodio	Sírvalo en ensaladas de fruta, en alimentos que contengan proteínas o solo. Lo mejor para los riñones. Prepárelo en jugo o licuado.	Es bueno para los riñones. Útil para refrescar la sangre y buena fuente de silicio.
Trigo entero carbohidrato	fósforo silicio	Consúmalo en panes y cereales. Mastíquelo bien, pues los almidones deben mezclarse con la saliva para digerirlo adecuadamente.	Fortalece huesos y dientes, sobre todo en los niños. Lo mejor es consumirlo en seco, para inducir un masticado vigoroso.
Suero de leche mineral	sodio calcio cloro	Agréguele jugo de frutas y tómelo dos o tres veces al día entre comidas. Tómelo solo o con alimentos. Para combatir problemas de las articulaciones añádalo a su jugo	Es buena fuente de sales minerales. Fácil de digerir y efectivo formador de la sangre. Importante para que crezcan las bacterias benéficas del tracto intestinal.
Calabacín mineral	potasio	Lávelo y córtelo en rebanadas. Cuézalo al vapor con verduras o córtelo crudo para ensaladas. Muy bueno en un jugo mixto para el verano.	Mineraliza el cuerpo.

CAPÍTULO CINCO

Vitaminas y minerales: dónde obtenerlos

EN OCASIONES PIENSO QUE sobrestimamos la importancia de obtener las cantidades exactas de las vitaminas y minerales idóneos, así como el valor de una dieta balanceada. Si comiéramos los alimentos adecuados, incluyendo bastantes granos enteros, fruta, verduras, semillas y nueces crudas, obtendríamos suficientes vitaminas y minerales sin necesidad de averiguar las cantidades que debemos comer.

Por otra parte, he pasado una vida maravillosa descubriendo la verdad acerca de los alimentos, y deseo que usted se divierta al usar este libro para obtener salud con buenos jugos y combinaciones de ellos.

Por ello, a continuación le diré lo que necesita saber acerca de las vitaminas y minerales para que enfoque los nutrientes específicos que quizá desee destacar.

VITAMINA A

La provitamina A o betacaroteno la encontramos en las frutas amarillas y en las verduras verdes o amarillas, y esta sustancia se transforma en la vitamina A natural soluble en grasa en la mucosa del intestino delgado. Los científicos afirman que la provitamina A es un anticancerígeno. La vitamina A es de suma importancia para la vista, el crecimiento, el sistema reproductor y la salud de nuestras membranas mucosas. La deficiencia se manifiesta por la ceguera nocturna, mayor frecuencia de resfriados y catarros, pérdida de peso y dificultad para aumentarlo (en los niños) y pérdida de fertilidad.

Las mejores fuentes de vitamina A en frutas y verduras son: zanahoria, brócoli, tomate, espárrago, chabacano, melón, papaya, durazno, sandía, ciruela pasa y todas las verduras verdes en forma de hoja.

COMPLEJO B

Los síntomas de la deficiencia de complejo B pueden incluir fatiga, falta de energía, nerviosismo, depresión, acné, insomnio, pérdida de cabello, alteraciones de la piel y amnesia, además de determinadas enfermedades por carencia como beriberi y pelagra (El exceso en el consumo de alcohol y azúcar destruye la vitamina B).

Las mejores fuentes del complejo B son las verduras verdes de hoja, trigo, cebada, diente de león, bretones, cítricos, higos, fresa, zarzamora, dátiles. Casi todas las frutas y verduras tienen *algo* del complejo B pero ninguna de las que conozco tienen vitamina B_{12}; por lo tanto, le recomiendo que esta vitamina la obtenga de las pastillas de clorela, disponibles en tiendas de alimentos para la salud. La clorela es muy alta en vitamina B_{12} y casi todas las raciones dietéticas recomendadas de esta vitamina pueden obtenerse tomando aproximadamente 15 gramos de clorela. *(Es probable que las personas que diario coman un poco de carne, pescado, pollo, huevos, queso y varios productos derivados de la leche, junto con una generosa cantidad de fruta, verduras y granos integrales obtengan todas las vitaminas del complejo B necesarias).*

VITAMINA C

Esta vitamina es soluble en agua y fácil de destruir al contacto con el aire. Es importante en la formación de colágena, la sustancia fundamental de la piel, tendones, ligamentos, cartílagos y vasos sanguíneos. Funciona con el hierro para formar la sangre, ayuda a crear el neurotransmisor de epinefrina y tiene un efecto antihistamínico. En las glándulas suprarrenales se encuentran grandes cantidades de vitamina C y se cree que está muy relacionada con la tensión nerviosa.

Los síntomas de deficiencia son: mala digestión, sangrado de encías, cardenales, anemia, poca resistencia a una infección, lactancia deficiente en madres primerizas y falta de aire. El escorbuto es resultado de una deficiencia crónica, que puede ser mortal si no se cura. El tratamiento normal para el escorbuto es tomar alimentos ricos en vitamina C.

¿Qué alimentos tienen alto contenido de vitamina C? Los de mayor proporción que conozco son las bayas acerola y, enseguida, las frutas cítricas. La acerola, también conocida como baya de Barbados, contiene casi *cuatro gramos* de vitamina C en un vaso grande de jugo. En comparación, esta cantidad de jugo de toronja tiene 93 miligramos y de jugo de naranja contiene alrededor de 124 miligramos. Las verduras en forma de hoja tienen una cantidad reducida de vitamina C, lo mismo que la mayoría de las frutas tropicales, como los mangos, guayabas y papayas. Una guayaba mediana contiene 240 miligramos de vitamina C. Una taza de coliflor contiene 78 miligramos, más que una toronja grande. Los espárragos, aguacates, brócoli, bretones, chícharos, pimiento dulce rojo y verde, nabos de Suecia y tomates contienen cantidades considerables de vitamina C, al igual que los chabacanos, plátanos, arándanos, melones, fresas y piñas.

VITAMINA D

Esta vitamina, como las vitaminas A y E, es soluble en grasa. También se conoce con el nombre de "la vitamina del sol", y puede formarse por la acción de la luz ultravioleta de los rayos solares, que actúa sobre el colesterol en los vasos capilares sanguíneos justo debajo de la piel. Si complementa su dieta con esta vitamina, aléjese del sol. Con todo el colesterol que contienen las dietas promedio, pensará que la mayoría de la gente tiene bastante vitamina D, pero no parece ser ése el caso. Los precursores de la vitamina D se encuentran tanto en plantas como en animales, y en un momento hablaremos de las fuentes.

El motivo por el cual la vitamina D es tan importante reside en que es necesario abastecer calcio y fósforo a través de la pared intestinal. Sin estos elementos se retarda el crecimiento de huesos y dientes en los niños. En los adultos, la vitamina D ayuda al buen estado del sistema nervioso, regula la coagulación sanguínea y conserva estable el ritmo cardiaco. En el hígado se encuentra almacenada la mayor reserva de vitamina D, pero también la encontramos en la piel, el bazo y el cerebro.

Los síntomas que indican deficiencia son huesos blandos, incluyendo raquitismo en los niños y osteomalacia en los adultos. También pueden ser síntomas de deficiencia las infecciones respiratorias, la inquietud y el estreñimiento. La dosis diaria recomendada para la vitamina D es de 400 unidades internacionales para aquellos que pasan la mayor parte del tiempo dentro de su casa. El exceso de vitamina D puede producir náusea, vómito, diarrea, cansancio y calcificación de tejidos blandos, que a su vez puede conducir a una deficiencia renal.

La mayoría de los investigadores de la nutrición sólo se refieren a los productos animales como fuentes de vitamina D, como pescado, hígado, mantequilla y yemas de huevo. Los aceites de hígado de pescado son fuentes comunes para obtener vitaminas A y D. La mayor parte de la gente puede sintetizar la vitamina D que necesita tomando un poco de sol todos los días. No existe descripción o lista alguna de fuentes de fruta o verdura que contengan vitamina D.

VITAMINA E

La vitamina E no es una sustancia sola sino un grupo de compuestos solubles en grasa llamados tocoferoles, químicamente relacionados con el alcohol. El calor no destruye la vitamina E, pero sí lo hace la exposición al aire. Debido a que la vitamina E toma oxígeno gradualmente puede proteger de la oxidación a los ácidos grasos, otras vitaminas (como la A y C) y a las enzimas.

Esto ayuda a prevenir la formación de radicales libres como el peróxido, que aumenta el riesgo de contraer cáncer y acelera el envejecimiento. No se ha investigado a fondo la función de la vitamina E en la sexualidad humana, pero se infiere con base en los experimentos realizados con animales. Se cree que la vitamina E ayuda en la función muscular y se sabe que protege al hígado de lesiones. Se desconoce si ayuda a aliviar los síntomas de una enfermedad del corazón, pero sí toma parte en la coagulación sanguínea.

Es muy poco lo que se conoce acerca de los síntomas debido a la deficiencia de vitamina E, pues se ignora la deficiencia (al menos la deficiencia identificable) en las personas normales. Los adultos sólo requieren de 12 a 15 unidades internacionales diarias. Una cucharada de aceite de germen de trigo contiene 12 miligramos de vitamina E. Huevos, verduras de hoja, germinados, puerros y repollo son buenas fuentes de vitamina E.

VITAMINA K

La vitamina K es un factor de coagulación de la sangre que se encuentra en la alfalfa y otras verduras verdes, principalmente en las de hoja. Es probable que también abunde en el trigo y la cebada.

Al aislarlos químicamente, los compuestos de la vitamina K son aceites amarillos que no dañan el calor o el aire, pero los destruyen la luz ultravioleta. El cocimiento no la altera.

La única función de la vitamina K es que ayuda a formar la sustancia protombina en el hígado.

A la vitamina K la sintetizan las bacterias benignas del tracto intestinal y se encuentra en varios alimentos, incluidos espinaca, repollo, col y tomates. No conozco alguna fruta que contenga esta vitamina.

FIBRA

En las dos últimas décadas, el doctor Denis Burkitt, un cirujano inglés, ha subrayado que las personas que llevan una dieta con alto contenido de fibra casi no padecen de cáncer en el colon, diverticulosis, diabetes, enfermedad isquémica del corazón o apendicitis. Aunque la fibra (tanto soluble como insoluble de frutas, verduras, granos enteros, nueces y semillas pero *no de alguna fuente animal*) no es nutriente esencial para preservar la vida, es indudable que se requiere de determinadas cantidades para protegerse contra un mal funcionamiento, principalmente del intestino.

Los jugos son maravillosos, y (junto con los tes de hierbas) resultan una de las formas más rápidas de tratar cualquier deficiencia de vitaminas o minerales en el cuerpo. Sin embargo, la fibra que se halla en ensaladas crudas y bebidas licuadas crudas es, desde mi punto de vista, de suma importancia. Puedo decir, sin temor a equivocarme, que hoy en día poca gente comprende cuánto dependen nuestra salud, bienestar y funcionamiento normal del cuerpo, del intestino.

El estreñimiento obstruye el intestino, aumenta el riesgo de diverticulosis y de una infección interna de menor grado y obliga a que las toxinas intestinales que normalmente se expulsarían del cuerpo entren al torrente sanguíneo.

Para remediar de forma permanente el problema del estreñimiento, es necesario incluir en la dieta diaria más alimentos que contengan fibra. Consumir complementos de fibra no es lo idóneo; la mejor solución consiste en que alimentos con más contenido de fibra formen parte regular de nuestro régimen alimenticio.

El capítulo ocho se titula Licuados Naturales para la Salud y el Bienestar, y lo exhorto, por el bien de su salud, a que los alimentos con alto contenido de fibra formen parte de su dieta diaria.

He aquí algunos de esos alimentos que puede incluir en su alimentación diaria, así como la cantidad de fibra que contienen.

Alimento	% de fibra	Alimento	% de fibra
Plátanos	22.0	Zanahoria	8.9
Peras	15.3	Tomates	6.6
Naranjas	9.9	Judía verde	12.4
Manzanas	14.9	Papa	4.0

La facultad que tiene la fibra celulosa de retener agua no sólo ablanda las evacuaciones y permite un mejor movimiento peristáltico, sino que también tiende a extraer metales pesados y colesterol al reducirse el tiempo de tránsito de los contenidos intestinales.

(Ca) CALCIO

El calcio proporciona vitalidad y resistencia, sana heridas, contrarresta ácidos, tonifica el cuerpo y, por supuesto, fortalece y conserva la estructura de huesos y dientes donde más se requiere. Es el elemento que permite a los huesos soldar, y los problemas de coagulación de sangre indican una deficiencia de calcio. El metabolismo del calcio requiere vitamina F (ácidos grasos esenciales). Las fuentes principales son el salvado y el queso (bastante alto), leche cruda de cabra, queso de bola suizo y holandés, leche, yema de huevo cruda, higos, ciruelas pasa, dátiles, cebolla, col, coliflor, harina de huesos, hojas de nabo, frijoles, soya y lentejas.

(C) CARBONO

El carbono es el elemento principal para el crecimiento. Siempre que el carbono y el oxígeno trabajan uno con otro, hay generación de calor, crecimiento y generación de gas ácido carbónico. El carbono es el elemento básico en el nacimiento y la vida de una célula, y sostiene principalmente los sistemas vitales. El exceso de este elemento ocasiona obesidad, furúnculos, degeneración de grasas, anemia e hipertensión arterial. El carbono o sus compuestos, como alimento, se hallan sobre todo en el almidón, azúcares y grasas y en la mayoría de las proteínas. Para contrarrestar el exceso, evite consumir alimentos grasosos, como ciertas carnes, pescados grasosos, ganso, salchicha grasosa y jugos de carne. Los alimentos bajos en grasa son robalo, caldo de espina, suero de leche, leche descremada, requesón y queso de leche de cabra, coliflor, zanahorias tiernas, repollo tierno, alubias, arándanos y zarzamoras.

(Cl) CLORO

El cloro se encuentra y se necesita principalmente en el aparato digestivo y las secreciones. Es el elemento que limpia el cuerpo, expulsa desechos orgánicos, renueva, purifica y desinfecta. La deficiencia de cloro propicia lentitud en la actividad del hígado y causa inflamaciones glandulares. Debido a su efecto germicida, la leche de cabra proporciona cloro eficaz en los problemas de riñón. Otras fuentes importantes de cloro son leche cruda, pescado, queso, coco, betabel, rábano, higos secos, endibia, berro, pepino, zanahoria, puerro, quesos Roquefort, danés, suizo e italiano y todas las verduras verdes.

(Co) COBALTO

El cobalto es el microelemento necesario para formar la vitamina B_{12} por medio de la acción bacteriana en el intestino delgado. Si las bacterias del intestino no pueden producir esta vitamina, es probable que se deba a un exceso desfavorable de bacterias indeseables, estimuladas por antiguas dietas mal balanceadas o por el uso de antibióticos. Cuando eso sucede, aun la disponibilidad de cobalto no significa necesariamente que se pueda formar la vitamina B_{12}, lo cual indica que es necesario tomar ese suplemento de vitamina para evitar que se desarrolle una anemia.

Las verduras de hojas verdes, así como las frutas maduras de ese color, son fuentes aceptables de cobalto. Sería conveniente que se informara en la oficina de agricultura de su localidad si la tierra del área donde se producen las frutas que consume contiene cobalto. Si no es así, trate de consumir frutas producidas en otra región.

(Cu) COBRE

Al igual que el cobalto, el cobre es un microelemento esencial que interviene en la formación y conservación de glóbulos rojos. Es necesario para determinadas enzimas ·y quizá su función sea mantener la integridad de la envoltura medular que rodea los nervios.

Una investigación reciente demostró que la carencia de cobre puede provocar debilitación de las articulaciones y contribuir a la inflamación asociada con la artritis.

Un síntoma de la ausencia de cobre puede ser la anemia, así como empezar a padecer problemas en las articulaciones, como ya se mencionó.

No se requiere mucho cobre, y puede obtenerse en betabeles crudos y sus hojas, verduras en general, cebollas, perejil, zanahorias, brócoli, pimiento verde, piña, ciruelas, membrillo, fresas, zarzamoras, grosellas silvestres y melones.

(Fl) FLUOR

El fluor se encuentra y se necesita principalmente en el sistema estructural, en el esmalte de los dientes y para preservar los huesos. Ayuda a resistir la enfermedad y embellece el cuerpo, fortalece los tendones y mantiene unidos los huesos. Se combina con el calcio y se encuentra almacenado en el bazo, la estructura del ojo y los tejidos elásticos. Lo destruyen altas temperaturas. La leche cruda de cabra tiene alto contenido de fluor. Otras buenas fuentes son la coliflor, el repollo, el queso, la leche de vaca, la yema de huevo, el aceite de hígado de bacalao, la col de Bruselas, la espinaca, los tomates, el berro, verduras para ensalada y el robalo negro.

(H) HIDRÓGENO

El hidrógeno está presente en las secreciones corporales, el tejido blando, la linfa, el cerebro, los pulmones, las glándulas, el hígado, los riñones, el bazo y el páncreas. Los alimentos hidrogenados son aquellos que contienen humedad, como chabacanos, cerezas, fresas, zarzamoras, arándanos, jugos de fruta, repollo, tomates, lechuga, acelga, berro, etcétera. Los nervios deben estar rodeados de humedad. Sin hidrógeno, la sangre no podría fluir, ni eliminar del cuerpo los desechos tóxicos; sin embargo, el exceso de agua en el cuerpo ocasiona presión y distensión de los órganos.

(I)   YODO

Es un elemento que se encuentra en las glándulas y el cerebro. Normaliza el metabolismo del cuerpo: previene el bocio, normaliza la acción glandular y celular, rechaza y contrarresta sustancias venenosas. Los indicios de la deficiencia de yodo son claustrofobia, temores, brazos flácidos, dificultades en la pronunciación y depresión mental. Algas marinas, kelp, zanahorias, peras, cebollas, tomates, piña, cáscara de papa, aceites de hígado de bacalao, ajo, berros, sopa de puerro, jugo de almeja y té de ortiga tienen alto contenido de yodo.

(Fe)   HIERRO

Es esencial en la sangre como transportador de oxígeno; previene la anemia, fomenta la vitalidad y la ambición. Los alimentos con hierro atraen oxígeno. Los síntomas de falta de hierro son: debilidad, cansancio, erupciones de la piel, leucorrea, tendencia a llorar, falta de magnetismo personal, problemas de asma, bronquitis y hemorragias. Las fuentes principales de hierro son todas las verduras de hojas verdes, zarzamoras, cerezas negras, yema de huevo, hígado, ostras, caldo de cáscaras de papa, trigo integral, perejil, chivirías, espinaca, acelga, queso de cabra, alcachofa, espárrago, té de ortiga, puerro, cebollas blancas, salvado de arroz, centeno integral y verduras de hoja para ensalada.

(Mg)   MAGNESIO

El magnesio es un laxante natural y un mineral para los nervios; se encuentra y requiere principalmente en al aparato digestivo. Previene y alivia la autointoxicación, renueva el aparato digestivo y estimula la creación de nuevas células en el cuerpo. Los síntomas de deficiencia son irritabilidad, sobreexcitación y emoción excesiva. Las principales fuentes de magnesio son: toronja, naranja, higo, cebada integral, maíz, harina de maíz amarillo, salvado de trigo, coco, leche de cabra y yema de huevo cruda.

Las frutas que contienen cantidades significativas de magnesio incluyen manzanas, chabacanos, plátanos, aguacate, frambuesa americana, mangos, nectarinas, duraznos y peras. Las frutas secas tienen un alto contenido igual que todas las verduras, debido a que el magnesio se encuentra en el centro de cada molécula de clorofila, la responsable del verdor de las plantas.

(Mn) MANGANESO

Es un elemento de la memoria y sirve para reforzar el tejido que cubre la estructura corporal, aumenta la resistencia, mejora la memoria y coordina el pensamiento y la acción. Se requiere principalmente en el sistema nervioso y depende del hierro y el fósforo. Asimismo, participa en el desarrollo normal del esqueleto.

Los síntomas de deficiencia incluyen convulsiones, vértigo, neuralgia facial, irritabilidad y actitud taciturna, calambres en el recto después de comer, ceguera, parálisis, coordinación muscular deficiente e incluso pérdida de la audición.

Las principales fuentes de manganeso son: yema de huevo cruda, almendras, nuez negra, berro, hierbabuena, perejil, gaulteria, endibia, col, colinabo, cebolla, betabel, berenjena, verduras en forma de hoja (especialmente la espinaca), tomates, brócoli, piña, frambuesas, manzanas, aguacates, plátanos y grosella roja.

(N) NITRÓGENO

Se encuentra en el alimento o en el aire y, a diferencia del oxígeno, es un elemento restrictivo. El oxígeno es como el fuego; el nitrógeno por sí mismo es inactivo. Sin nitrógeno, el oxígeno nos quemaría y dejaríamos de existir. El nitrógeno entra en el tejido humano bajo diferentes nombres en el tejido elástico sólido, la linfa, los músculos, el plasma sanguíneo, los cristalinos, el tejido conectivo, la membrana mucosa, la piel, el cabello, las uñas, etcétera. La principal provisión de nitrógeno se halla en las proteínas, las principales formadoras de músculos. El nitrógeno produce calor y energía muscular, y su carencia ocasiona agotamiento muscular, entumecimiento y sensación de fatiga. Sin embargo, el exceso de nitrógeno produce autointoxicación, parálisis, inflamaciones, falta de memoria, dolores de cabeza, agrandamiento del corazón, etcétera. Es muy importante mantener el nitrógeno en equilibrio. Los alimentos nitrogenados o con muy alto contenido de proteínas son almendras, frijoles, carne de res, pescado, queso de cabra, carne de ternera, hígado, codorniz, queso y pan sin levadura. Los alimentos bajos en nitrógeno son: suero de leche, col tierna, quimbombó, aceitunas maduras, perejil, chabacanos, alcachofas, alubias, zanahorias tiernas, lechuga romana, tomates, nabos, jugo de cereza silvestre, gaulteria, etcétera.

(O) OXÍGENO

El oxígeno se infiltra en cada célula del cuerpo, influyendo en los procesos de construcción y destrucción; afecta a cada individuo de forma diferente acorde con los otros elementos químicos presentes en el cuerpo.

Se requiere bastante suministro de oxígeno para abastecer los pulmones, la sangre y los tejidos, mantener las arterias elásticas, los ojos brillantes y el corazón activo y ágil. Algunos alimentos con alto contenido de oxígeno son: clorofila líquida, tónicos ferrosos, carnes rojas jugosas, betabeles, uvas, tomates, cebollas, puerros, jugo de cereza silvestre, etcétera. Los mejores "alimentos" oxigenados para el sistema respiratorio son el aire fresco de la montaña, el aire puro y los lugares de gran altitud.

(P) FÓSFORO

El fósforo se encuentra y se requiere principalmente en el sistema nervioso; es un elemento útil para el cerebro y los huesos. Fortalece los nervios y alimenta al cerebro, desarrolla la capacidad de pensamiento, estimula el crecimiento del cabello y los huesos, ayuda en los procesos del pensamiento y en la inteligencia. Los signos de deficiencia son impaciencia, neurosis, ansiedad, psicosis, temores y angustia. Los alimentos que contienen fósforo y azufre deben comerse juntos y son controlados por el yodo. El fósforo también necesita más oxígeno. Su exceso ocasiona que los riñones y los pulmones se debiliten. Las principales fuentes de fósforo son pescados y mariscos, leche, yema de huevo cruda, chivirías, trigo integral, cebada, maíz amarillo, nueces, peras, frijoles y lentejas.

(K) POTASIO

El potasio es un elemento químico de tejidos y secreciones, que se encuentra y requiere principalmente en el aparato digestivo. Restablece la salud del cuerpo, activa el hígado, proporciona elasticidad a los tejidos y flexibilidad a los músculos, crea gracia, belleza y buen carácter. Es altamente alcalino. Los signos de deficiencia son el deseo de consumir alimentos fríos, alimentos agrios y bebidas ácidas. Las principales fuentes de potasio son cáscaras de papa, diente de león, eneldo, salvia, aceitunas secas, perejil, arándanos, duraznos, ciruela pasa, coco, grosella silvestre, repollo, higos y almendras.

(Se) SELENIO

El selenio es un microelemento que funciona con la vitamina E en el cuerpo para prevenir la formación de radicales libres, que a su vez protegen de algún daño el núcleo de la célula de ADN y disminuyen el riesgo de cáncer. Ayuda a mantener elásticos los tejidos protegiendo de la oxidación los ácidos grasos. Las más altas concentraciones de selenio se encuentran.en el hígado y los riñones.

La vejez prematura puede ser síntoma de escasez de selenio.

Las verduras que contienen selenio incluyen tomates, cebollas, habichuelas verdes, repollo, zanahorias, coliflor, ajo, raíz de loto, pimiento verde y posiblemente otras verduras cultivadas en tierra que contenga selenio. Si la tierra no tiene selenio, tampoco lo tendrá la planta. Las frutas con selenio, siempre y cuando se cultiven en tierras que contengan selenio, son: cítricos, duraznos, peras, manzanas, plátanos, dátiles y grosellas rojas.

Se encuentra y se requiere principalmente en el sistema estructural, uñas, piel, dientes, cabello y ligamentos. El silicio crea una cualidad magnética y es el "cirujano" en el interior del cuerpo, proporcionando un oído agudo, ojos brillantes, dientes duros y cabello sedoso; tonofica el sistema y da resistencia al cuerpo. Es especialmente importante para proporcionar agilidad al cuerpo para caminar y bailar. Los síntomas de carencia de silicio son: problemas de coordinación, enfermedades causadas por hongos, labios resecos, sensación de estar al borde de la muerte, impotencia e incapacidad sexual. Las principales fuentes de silicio son avena, cebada, arroz, centeno, chícharos, maíz, frijoles, lentejas, trigo, espinaca, espárrago, lechuga, tomates, repollo, higos, fresas, té de pajas de avena, semillas y cáscaras de sandía, coco, salvia, tomillo, lúpulo, ciruela pasa, tuétano, yema de huevo cruda, nuez lisa, aceite de hígado de bacalao y de hígado de hipogloso.

(Na) SODIO

El sodio es un formador de glándulas, ligamentos y sangre que se encuentra y requiere principalmente en el aparato digestivo. Mantiene el cuerpo joven, ayuda a la digestión, contrarresta la acidosis, detiene la fermentación, purifica la sangre, forma la saliva, la bilis y el jugo pancreático. Para dar flexibilidad a los tendones se requieren alimentos con alto contenido de sodio, que también ayuda a la flora intestinal. Síntomas de deficiencia de sodio son inquietud, depresión, nerviosismo, mala concentración, músculos abdominales flácidos, glándulas cervicales inflamadas, hinchazón en el rostro y el cuerpo y bazo inactivo. Las principales fuentes son quimbombó, apio, zanahoria, betabel, pepinos, espárragos, nabos, fresas, harina de avena, yema de huevo cruda, coco, higos, espinaca, col de Bruselas, chícharos, queso y leche de cabra, suero de leche de cabra, pescado, ostras, almeja, langosta, leche y lentejas.

El azufre es un elemento químico del cerebro y los tejidos, que se encuentra y requiere principalmente en el sistema nervioso. Vigoriza el sistema, purifica y activa el cuerpo, intensifica los sentimientos y las emociones. Para que el azufre surta el efecto debido necesita yodo. Los alimentos azufrados son la fuerza que estimula la búsqueda de objetivos y logros. Síntomas de deficiencia: pucheros, inquietud, acostarse tarde y levantarse temprano, falta de apetito en la mañana, adoptar medidas extremas de variedad y cambio, cutis con aspecto anémico. El indicio de exceso de azufre es un rostro caliente, y esto se debe a la falta de alimentos con cloro y magnesio. Las principales fuentes se azufre son repollo, coliflor, cebollas, espárragos, zanahorias, rábano picante, camarones, castañas, hojas de mostaza, rábanos, espinacas, puerros, ajo, manzanas, nabos y las hojas de la cabeza del betabel, ciruela, ciruela pasa, chabacano, duraznos, yema de huevo cruda y melones.

(Zn) ZINC

El zinc es un microelemento que interviene en varias reacciones enzimáticas en la digestión y el metabolismo de los nutrientes. Es una parte necesaria de insulina, fundamental para controlar los niveles de azúcar en la sangre y el almacenamiento de exceso de azúcar.

El zinc es necesario para la formación del ácido nucleico, así como para el funcionamiento adecuado de la glándula prostática. Asimismo, se requiere para el crecimiento y recobrar la salud.

La ausencia de zinc puede caracterizarse por el crecimiento lento, retraso en la madurez sexual, curación lenta, esterilidad, fatiga, agudeza mental deficiente y propensión a las infecciones.

El espárrago tiene alto contenido de zinc, no así el betabel, que contiene poco. La espinaca, el pimiento verde y la col de Bruselas son buenos en lo que a verduras se refiere, pero la verdadera fuente de energía son las nueces y semillas, especialmente la nuez brasileña, el anacardo, la avellana y tanto la nuez negra como la inglesa. Agregue una o dos de estas nueces crudas a un jugo de verdura (que contenga zinc) y combínelo para incrementar el total de zinc. Las semillas de calabaza cruda son las más altas fuentes de zinc que conozco. Las fuentes frutales incluyen manzanas, aguacates, cantaloupe (variedad de melón), cítricos, mangos y duraznos.

ALGUNAS OBSERVACIONES ACERCA DE LOS JUGOS

En la mayoría de los casos, al extraer el jugo de una fruta o verdura las vitaminas y los minerales se concentran en él, especialmente en el caso de los nutrientes solubles en agua.

El jugo de manzana sirve como una buena base para combinar otro jugo de fruta o de verdura.

Las leches de semilla y nuez son compatibles con jugo de fruta o de verdura para enriquecer su contenido mineral.

Es más probable que los niños tomen jugo a que coman fruta o verduras.

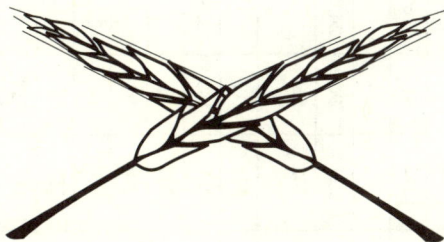

CUADRO COMPARATIVO DE JUGOS

ARTÍCULO	cant. (taza)	% peso (gramo)	calorías	A	B_1	B_2	B_3	B_6	B_{10} (mcg)	B_{12} (mcg)	ácido fólico	ácido pantoténico
Jugo de tomate	1	242	46	1940	0.12	0.07	1.9	0.37	.0	0	0.02	0.61
Coctel de jugo de verdura	1	242	41	1690	0.12	0.07	1.9	--	--	--	--	--
Jugo de col	1	242	24	--	0.07	0.10	0.5	0.61	--	0	--	0.29
Jugo de zanahoria	1	227	96	24 750	0.13	0.12	0.6	0.5	2.0	0	0.002	0.20
Jugo de acerola (cereza de Barbados)	1	242	56	--	0.05	0.15	1.0	0.01	--	0	--	0.49
Jugo de manzana	1	248	117	--	0.02	0.05	0.2	0.08	1.2	0	0.002	0.05
Néctar de chabacano	1	251	143	2380	0.03	0.03	0.5	--	--	0	--	--
Jugo de zarzamora	1	245	91	--	0.05	0.07	0.7	--	--	0	--	0.2
Jugo de toronja	1	250	98	200	0.1	0.05	0.5	0.03	1.7	0	0.05	0.3
Jugo de limón	1	250	66	--	--	--	--	0.01	--	--	--	0.25
Jugo de lima	1	250	65	--	--	--	--	--	--	0	--	0.76
Jugo de naranja fresco	1	248	112	500	0.22	0.07	1.0	1.0	0.8	0	0.14	0.47
Jugo de naranja congelado	1	249	122	540	0.23	0.03	0.9	0.07	--	0	0.14	0.41
Jugo de papaya enlatado	1	250	120	5000	0.04	0.02	0.2	--	--	--	0.01	--
Jugo de piña	1	250	138	130	0.13	0.05	0.5	--	--	--	0.003	0.25
Jugo de ciruela pasa	1	256	197	--	0.03	0.03	1.0	--	--	--	--	--

CUADRO COMPARATIVO DE JUGOS (continuación)

ARTÍCULO	cant. (taza)	% peso (gramo)	calorías	C	E	Na	K	P	calcio	hierro	magnesio	zinc.
Jugo de tomate	1	242	46	39	--	486	552	44	17	2.2	20.0	0.1
Coctel de jugo de verdura	1	242	41	22	--	484	535	53	29	1.2	--	--
Jugo de col	1	242	24	44	--	1905	--	34	30	2.7	--	--
Jugo de zanahoria	1	227	96	3	--	366	186	34	47	1.1	7.0	0.5
Jugo de acerola	1	242	56	3872	--	7	--	22	24	1.2	--	--
Jugo de manzana	1	248	117	2	--	2	250	22	15	1.5	10.0	--
Néctar de chabacano	1	251	143	8	--	1	379	30	23	0.5	--	--
Jugo de zarzamora	1	245	91	25	--	2	417	29	29	2.2	51.5	--
Jugo de toronja	1	250	98	95	0.1	2	405	36	22	0.5	30.0	0.08
Jugo de limón	1	250	66	115	--	--	344	39	16	--	2.0	0.03
Jugo de lima	1	250	65	81	--	--	259	32	16	--	13.0	--
Jugo de naranja fresco	1	248	112	124	--	2	496	42	27	0.5	49.0	0.09
Jugo de naranja congelado	1	249	122	120	--	2	503	42	25	0.2	25.0	0.09
Jugo de papaya enlatado	1	250	120	111	--	--	--	24	44	0.8	--	--
Jugo de piña	1	250	138	23	--	3	373	23	38	0.8	30.0	--
Jugo de ciruela pasa	1	256	197	5	--	5	602	51	36	10.5	26.0	0.03

CAPÍTULO SEIS

El jugo es vida

USTED DEBE ENTENDER que tomar jugos no es sólo uno de los hábitos a los cuales debe acostumbrarse y abandonar cuando lo desee. No sólo la calidad de su vida depende de la regularidad de suministrarle a su cuerpo los nutrientes que requiere, sino también su longevidad. Y ésta relativamente carece de sentido cuando su vida degenera en una enfermedad, en alteraciones y constantes gastos médicos. Tanto la longevidad como una alta calidad de vida son valiosas.

La tendencia a tomar jugos se va volviendo popular, y es algo de lo que me siento contento. Además puede ser un indicio de que estamos dejando el hábito de comer proteínas en exceso, alimentos grasos y salados y productos lácteos que, en mi opinión, nos están matando. Todavía oigo que muchos hombres dicen: "Soy un hombre de bistec y papas", aunque no en la misma proporción que antes.

Otra de las razones por las cuales estoy positivamente impresionado con la gente que se está uniendo al movimiento en favor de los jugos, es que considero que se está creando un auténtico interés en gozar de una mejor salud ante los costos del cuidado de la misma, tan altos que nadie, a excepción de los ricos (o quien tiene un buen seguro), puede subsistir financieramente a una hospitalización prolongada. Para la mayoría de las personas, una forma de reducir los gastos que ocasiona el cuidado de la salud es mantenerse sano, para estar lejos de hospitales y consultorios.

En todos mis viajes, los lugares donde he encontrado las personas más ancianas llenas de vida —como el valle de Hunza, las montañas del Cáucaso, Turquía, Villacabamba y otros— nunca fueron zonas urbanas y de gran cultura, o habitadas por los ricos y famosos.

La gente que nace en áreas de gran pobreza, con tierras fértiles y cantidades limitadas de alimentos, no come sencilla y frugalmente porque quiere, sino porque debe hacerlo. Ése es uno de sus secretos: tiene que comer poco y trabajar mucho todos los días. ¿Debemos limitarnos a hacer lo que es bueno y adecuado para nosotros mismos? Esta pregunta despierta mi interés, porque parece que las circunstancias están degenerando en todo el mundo.

Uno de los ancianos con quienes conversé en las montañas del Cáucaso, en la antigua URSS, contestó a mis preguntas a través de un intérprete. Al preguntarle qué había hecho para llegar a esa edad tan maravillosa, respondió: "Nada, yo no sabía que iba a vivir tanto tiempo". Creo que tenía 147 años cuando hablé con él.

LA BUENA SALUD DEBE GANARSE

Comprendo que preparar y tomar jugos es una tendencia maravillosa, mas espero que usted y sus amigos se den cuenta de que la buena salud no es un regalo del Creador, sino una oportunidad para expresar nuestro agradecimiento por el regalo de la vida, trabajando diario con ahínco para conservar un alto nivel de bienestar.

La alegría de la vida sólo es real si puede expresarse en un estado de salud en el cual se comprenda y aprecie la calidad de vida. Es difícil sentirse estupendo si usted se siente atroz, si sabe a lo que me refiero. Y la forma idónea de cuidarnos de malestares y dolores es prevenir que éstos se apoderen de nuestras vidas, eligiendo vivir de forma apropiada, optando por el camino más elevado.

La buena salud debe ganarse. ¿Conoce usted alguna otra cosa más digna de esforzarse por ella que su propia salud?

Espero que continúe disfrutando de los jugos, pero también espero que reflexione un minuto en su salud y su vida.

¿Desea permanecer sano conforme envejece? ¿Desea tener la energía y motivación para vivir una vida interesante e ir al encuentro de sus metas con un sentimiento de realización significativa?

Recuerde, el jugo es vida, y si desea que la vida continúe tan placentera como es, comprométase a entrar en la forma de vida que tiene a la satisfacción y la felicidad como sus principales efectos.

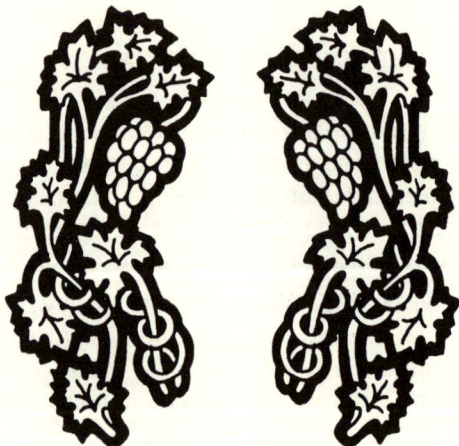

CAPÍTULO SIETE

Los niños y los jugos

DESCUBRIMOS QUE EL NIVEL de nutrición de la futura madre determina el nivel de nutrición del embrión en desarrollo, y si la madre toma los jugos descritos en este libro, pueden ayudar a proporcionar la variedad de vitaminas, enzimas, minerales y otros nutrientes para asegurar una salud óptima tanto a la madre como al niño, durante el embarazo y después del alumbramiento. En lo personal opino que es mejor obtener vitaminas y minerales de los alimentos que de las píldoras.

Después de que nace el niño, la leche materna es el mejor alimento para él. Durante los tres primeros días de lactancia, el recién nacido toma un fluido rico en proteínas llamado calostro, el cual proporciona la globulina y otros factores inmunes para protegerlo de una amplia variedad de enfermedades y padecimientos, hasta que su sistema inmunológico funcione por completo.

Durante los primeros meses de vida, el bebé obtiene su provisión de nutrientes de la leche que toma, y si no puede tomar leche materna, debe tomar leche cruda fresca de cabra, que es la que más se asemeja a la leche materna. Sin embargo, mientras amamante, la madre debe tomar diario dos tazas de jugo mixto de zanahoria, apio y perejil. Si necesita producir más leche para el nene, debe consumir más verduras en forma de jugo o en su dieta regular. Esto ayuda a tener la seguridad de que la leche materna incluye todos los nutrientes que el niño requiere.

La leche materna es un alimento completo, pues proporciona todos los nutrientes que requiere el recién nacido, mas llega el momento en que no es suficiente para su desarrollo. En esta etapa, el bebé necesita comer un poco de alimento sólido. (Le recomiendo que sean alimentos preparados en casa a base de cereales, frutas, verduras, etcétera, cultivados orgánicamente. Hay libros que le indican cómo preparar alimentos frescos para el nene, **sin sustancias químicas**). También llega el momento en el cual los jugos son un aporte sabio y oportuno en su consumo nutricional.

Pienso que la mejor forma de saber que su bebé ya está preparado para sus primeros jugos es que ha duplicado el peso que tuvo al nacer (o más), o por lo menos pesa cinco kilos y medio, y es amamantado de ocho a doce veces por día o toma por lo menos 32 onzas de leche en biberón al día. Algunos doctores emplean otro criterio: a la edad de seis meses o cuando el niño ya puede tomar líquidos en una taza especial.

Los primeros jugos que debe darle a su nene son de manzana, uva blanca y pera. Prepárelos usted misma para que tengan un valor nutricional más alto y asegúrese de colar la pulpa. Dilúyalo con agua destilada en igual proporción.

También recomiendo que le agregue una cucharadita de jugo de verdura verde a la leche del biberón cada dos días. El jugo puede ser de espinaca, brócoli, perejil o trigo. **Use sólo una cucharadita, pues el jugo verde es muy concentrado y fuerte.** Éste le proporciona hierro (que es insuficiente en la leche), electrolitos y clorofila, para nutrir a la flora intestinal. No es poco común la anemia por falta de hierro en niños de más de seis meses a los cuales se les ha dado gran cantidad de leche y pocos sólidos.

Cuando el nene pese siete kilos y medio puede darle combinaciones de jugos de manzana-guayaba, zanahoria-apio, manzana-zanahoria, zanahoria-leche, mango-manzana, pera-ciruela pasa y otros. No le recomiendo que use jugos cítricos porque son demasiado alcalinos para el estómago.

Si el nene reacciona con vómito o diarrea a un jugo determinado, espere un mes o más e inténtelo de nuevo. Si reaparece el vómito o la diarrea, consulte a su médico.

Conforme el pequeño vaya creciendo, poco a poco use menos agua en los jugos hasta que los tome solos. Por lo general, el niño triplica su peso en el primer año de vida y su estatura aumenta 50%.

Cuando el nene tenga indigestión o gases (que eructe más de lo normal), dele un poco de jugo de papaya diluido.

Para la diarrea dele a tomar jugo de zarzamora o de arándano, diluido para los nenes, pero sin diluir para los niños mayores de un año.

No quiero causarle la impresión de que su objetivo debe ser darle a su hijo jugos puros sin diluir lo más pronto posible. ¡En lo absoluto! Algunos jugos son demasiado fuertes y deben tomarse diluidos con algún jugo más suave, o con leche cruda de cabra. El jugo de verdura, ya sea brócoli, espinaca, col o trigo, siempre debe diluirse en proporción de tres a uno con un jugo más suave como el de zanahoria, zanahoria-apio, manzana o manzana-zanahoria. La maravillosa ventaja de mezclar jugos es que casi siempre encuentra una combinación agradable (o al menos aceptable) para su hijo.

LOS NIÑOS MÁS GRANDES PUEDEN AYUDAR

La forma para que los niños más grandes se interesen en preparar y tomar jugos es invitándolos a ayudar. Preparar jugos bajo la supervisión y ayuda de un adulto, es un reto emocionante para los niños. El adulto debe ser el que corte la fruta en trozos adecuados para introducirlos al extractor, al menos que el niño tenga la suficiente edad y sea hábil como para permitirle usar el cuchillo. Cuando los niños ayudan a preparar un jugo, por lo general desean probar las diferentes combinaciones de éstos para averiguar a qué saben. Si les ofrece un poco del mismo jugo en un vaso sin que hayan participado en su preparación, muchos niños se negarán a tomarlo, especialmente si es jugo de verdura. Sin embargo, por lo general puede encontrar la forma de hacer que el niño acepte hasta el jugo de verdura más insípido o amargo diluyéndolo con suficiente jugo de manzana para que el sabor se parezca al de una fruta. A los niños les agrada más el sabor de la fruta que el de la verdura.

El jugo de manzana o de zanahoria se puede mezclar con casi todos los jugos de fruta o de verdura para que tenga un mejor sabor.

No intente llenarle la cabeza de información sobre nutrición a su hijo de cinco años, ni aun al de catorce. Déjelos que pregunten, y ellos mismos se interesarán en el asunto sin necesidad de persuadirlos o insistirles.

Una de las mejores formas de proporcionar todas las vitaminas, minerales, enzimas y otros nutrientes que su hijo requiere para mantenerse sano y lleno de vida, es acostumbrarlo a tomar cuatro vasos diarios de diferentes jugos.

Entre los grupos más importantes de elementos químicos que necesita todo niño en etapa de desarrollo se encuentran los electrolitos, que incluyen sodio, potasio, calcio, magnesio, cloro, fosfato y bicarbonato. Los jugos, igual que los fluidos corporales, tienen elementos químicos y moléculas con actividad eléctrica. Los electrolitos desempeñan un papel muy importante al mantener el cuerpo humano sano y activo, y estos nutrientes vitales los podemos obtener de los jugos.

LOS JUGOS COMO PROVEEEDORES DE AGUA Y ELECTROLITOS

Para la salud de su hijo es muy importante el abastecimiento suficiente de electrolitos, y usted puede mantener ese nivel de electrolitos con jugos. La mayoría de los fluidos del cuerpo contienen una rica colonia de elementos químicos llamados electrolitos, que son elementos químicos cargados de electricidad. Estas partículas electrificadas ayudan a la absorción de nutrientes en las células y a la expulsión de los desechos a través de las membranas celulares. Ayudan al transporte de nutrientes a través de la pared intestinal y en la transmisión de señales nerviosas. Los electrolitos intervienen en miles de procesos químicos que se llevan a cabo en el cuerpo mediante interacciones eléctricas. La causa más común de carencia de electrolitos en los niños es el vómito o la diarrea durante varios días. Consulte a su médico en todos los casos de vómito o diarrea persistentes.

Agua. Un recién nacido tiene casi 75% de agua, que constituye la sustancia líquida básica de la sangre, linfa, lágrimas, saliva, orina, fluido espinal y casi todos los otros fluidos del cuerpo. Las reacciones químicas, la temperatura del cuerpo y la lubricación de todas las membranas dependen del agua. Los síntomas de falta de agua incluyen sed y fiebre. Los de exceso incluyen dolor de cabeza, náusea, calambres, convulsiones, vómito y orina diluida. *Todos los jugos son buenas fuentes de agua.*

Calcio. Los bebés necesitan calcio para el desarrollo de huesos y dientes, para una adecuada contracción muscular, la estabilidad nerviosa, el latido regular del corazón y la coagulación de la sangre. La escasez de calcio se caracteriza por entumecimiento o comezón en la yema de los dedos, los dedos de los pies, nariz y orejas. El exceso de calcio es difícil de detectar. Mientras los nenes y niños obtienen por lo general bastante leche para abastecer suficiente cantidad de calcio, es probable que carezcan de un equilibrio adecuado de vitaminas A, C y D, así como de hierro, magnesio, manganeso y fósforo, necesarios para un uso más eficaz del calcio en el cuerpo. Las mejores proporciones son dos partes de calcio por una de magnesio y dos y media de calcio por una de fósforo. *Los mejores jugos para un nivel apropiado de calcio en el cuerpo son los jugos mixtos con tres partes de jugo de zanahoria por uno de col, espinaca o brócoli y una cucharadita de jugo de trigo. Todas las verduras verdes poseen alto contenido de calcio, magnesio, hierro y fósforo,* así como de vitaminas A y C. Por lo general la vitamina D se forma en el cuerpo del niño al exponerlo diario directa o indirectamente a los rayos del sol durante algunos minutos.

Sodio. El nivel de sodio en el cuerpo determina la cantidad de agua que será retenida, la proporción de ácido-base y la ósmosis celular y funciona con el bicarbonato electrolítico para regular el equilibrio ácido-alcalino. También la transmisión nerviosa requiere que el sodio y el potasio funcionen juntos. Tener muy poco sodio en el cuerpo ocasiona náuseas, vómito, dolores de cabeza, debilidad y calambres. Demasiado sodio origina retención de agua con inflamación del tejido, ritmo cardiaco irregular y sobre-excitación. *El quimbombó, el apio, los tomates y las frutas ma-duradas al sol tienen alto contenido de sodio.*

Potasio. El cuerpo necesita el doble de potasio que de sodio. El potasio funciona con el sodio para mantener la proporción acidez-alcalinidad y la proporción osmótica y para regular la can-tidad de agua; también se requiere para todos los músculos y el metabolismo de almidón y proteínas. Su carencia ocasiona an-siedad, apatía, falta de energía, debilidad muscular, náuseas y ritmo cardiaco irregular. El exceso origina cólico, diarrea y náusea. *El potasio abunda más en verduras verdes y fruta.*

Cloro. La presión osmótica es influida por el cloro, el cual funciona con sodio y potasio. La carencia de cloro sólo ocurre después de un largo periodo de vómito o diarrea. Rara vez se descubre exceso de cloro. *Casi todos los jugos contienen cloro.*

Magnesio. El endurecimiento de los huesos, la neutralización de ácidos musculares y la participación en los procesos de pro-ducción de energía, hacen del magnesio un elemento esencial pa-ra los niños de todas las edades. Es rara la deficiencia de magne-sio, pero puede ocasionar diarrea prolongada y enfermedades del riñón. Los síntomas son músculos crispados, temblores, espasmos musculares faciales, convulsiones, apatía y confusión. El exceso de magnesio es extremadamente raro. *Todas las verduras verdes son extraordinarias fuentes de magnesio.*

Fósforo. El fósforo se combina con el oxígeno para formar moléculas de fosfato cargadas de electricidad. Los fosfatos son esenciales para formar huesos y dientes sanos, llevar grasas a la sangre, metabolizar grasas, azúcar y almidones, así como para producir energía. La falta de fósforo ocasiona raquitismo; su ex-ceso origina pérdida de calcio y espasmos musculares. *El fósforo se encuentra en todas las frutas y verduras.*

Bicarbonato. Este electrolito es una sal de ácido carbónico que contiene hidrógeno, carbono y oxígeno, y es importante para mante-ner la proporción ácido-alcalino en los niños. Los síntomas de ca-rencia de bicarbonato pueden ser exceso de agua o pérdida de elec-trolitos, mientras que el exceso origina alta concentración de azúcar en la sangre y alteraciones hepáticas. Los bicarbonatos son sintetizados en el proceso de respiración y no dependemos de los alimentos para obtenerlos.

LOS JUGOS SON ALIMENTO

Debemos tener en mente que los jugos son alimento, pese al hecho de que los tomamos como un complemento, para proveer los nutrientes faltantes que posiblemente no obtuvimos en nuestra dieta regular. Recuerde: algunas personas no pueden digerir o asimilar todos los alimentos sólidos que por lo general les proveerían lo que necesitan. Ahí es donde los jugos restablecen la actividad, por decirlo así.

Los nutrientes de los jugos son fáciles de digerir y rápidos de asimilar, inundando todos los órganos, glándulas y tejidos constitucionalmente débiles con los nutrientes vitales necesarios para prevenir carencias y mantener un modo de vida sano.

Por la salud y el bienestar futuro de sus hijos, usted está obligado a instruirlos acerca del beneficio de los jugos y a que empiecen a tomarlos desde ahora.

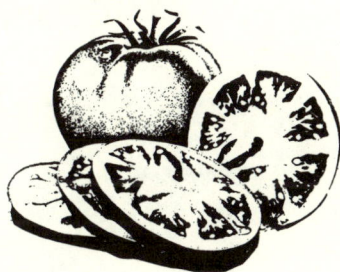

SEGUNDA PARTE

*Licuados naturales para la salud
y el bienestar*

CAPÍTULO OCHO

Licuados naturales para la salud y el bienestar

A DIFERENCIA DE los extractores de jugo, que separan el líquido y la pulpa de la fruta o verdura, las licuadoras vuelven completamente líquido el alimento. Son excelentes para crear combinaciones: jugos con alimentos sólidos, diferentes frutas o verduras, frutas con semillas o nueces, etcétera. Los alimentos y combinaciones licuados no son tan rápidos de digerir y asimilar como los jugos, pero se ingieren más rápido que un alimento sólido, además de que proporcionan fibra al intestino.

La principal ventaja de los alimentos licuados radica en que puede mezclar alimentos que contienen las combinaciones específicas de nutrientes que usted desea, las cuales quizá no obtenga de una sola fruta o verdura.

En la elección y compra de una licuadora que satisfaga sus necesidades, se requiere el mismo tipo de criterio y búsqueda que en la compra de un extractor. Al respecto, le sugiero que lea revistas de ayuda al consumidor o libros sobre licuadoras, para que constate precios y características de esos aparatos, luego recorra varias tiendas de alimentos para la salud e infórmese de cuál sería la mejor licuadora para usted.

Las siguientes ideas son de mi libro *Blending Magic* (Licuados mágicos), que contiene muchas más recetas que esta edición.

Para bebidas de fruta, elija su líquido base de los jugos de fruta, ya que éstos le agregan sabor y valor nutritivo: manzana, uva, piña (sin endulzar), zarzamora, saúco, granada, mora, cereza silvestre, arándano, frambuesa.

Para bebidas de verdura, procure elegir una verdura base: zanahoria, apio, verduras mixtas, etcétera. Jugo de tomate, clorofila líquida (por lo general de la alfalfa, disponible en una tienda de alimentos para la salud): una cucharadita por una taza de agua; suero de leche (en polvo): una cucharada por una taza de agua.

Tes de hierba con hojas o semillas, como el fenogreco o la alfalfa. Elija según su preferencia o por algún requerimiento medicinal determinado, como la papaya, por su efecto benéfico sobre los riñones y en la digestión de proteínas; la consuelda, que es útil para una curación general y para los intestinos; la gaylussacia, para la digestión del almidón, o manzanilla. El té de pajas de avena es suave.

Sazonador vegetal, una cucharada por una taza de agua. Es una excelente bebida básica de proteínas.

Tanto en bebidas de fruta como en verdura, puede usar como base leche de cabra, leche cruda de vaca, leche de soya, así como leche de coco y nuez.

Una de las mejores formas de proporcionar al cuerpo los minerales que necesita es tomar cocteles de verdura cruda. No deben usarse en vez de ensaladas de verdura cruda, sino como complemento de las mismas. Tómelos a cualquier hora del día o con algún alimento. El agua que queda después de cocer verduras al vapor debe usarse en cocteles base, nunca la deseche.

ENDULZANTES

Las pasas remojadas, los dátiles, los higos y la ciruela pasa son formidables para incrementar el sabor; las nueces negras también son excelentes para atenuar un sabor "desagradable". La presencia de partículas sólidas hace que los jugos de verdura favorezcan la masticación. Este tipo de jugos son alimentos concentrados y no deben tomarse como una "bebida". *Deben masticarse para que se mezclen con la saliva.*

La melaza sin azufre contiene propiedades salutíferas y puede usarse como endulzante en bebidas. También puede usar azúcar de dátil, miel de arce o algarrobo en polvo.

BEBIDAS CON PROTEÍNAS

Para preparar bebidas con proteínas agregue queso *cottage,* yema de huevo, mantequilla y leche de nueces, nueces y semillas premolidas, soya en polvo, proteínas o aminoácidos en polvo y otros suplementos preparados.

BEBIDAS CON CARBOHIDRATOS

Agregue cebada u otro grano integral, cocido o remojado. La papa cocida con todo y cáscara es una buena forma de emplear los sobrantes, con una o dos verduras de raíz, puerros, verduras de hoja, perejil, hierbas y aderezo.

Para una bebida especialmente nutritiva, tome leche de nuez o de semillas, de zanahoria o de plátano.

BEBIDAS DE VERDURA

Coctel de verdura

Licúelo hasta que esté casi líquido; para tres o cuatro porciones:

2 tazas de jugo de tomate	1 pimiento verde en rebanadas
1 cebolla en rebanadas	1 tallo de apio con hojas,
1/4 cucharadita de sazonador	en pedazos
vegetal	2 o 3 ramitas de perejil
2 limones rebanados	1/2 cucharadita de miel
1 taza de hielo picado	

Bebida *borscht* de betabel

1/3 de taza de jugo de zanahoria
1/3 de taza de jugo de betabel

1/4 de taza de jugo de pepino
1 cucharada de jugo de limón

Licúelo y sírvalo con una cucharada de crema agria o cúbralo con yogur.

Coctel de jugo de zanahoria

Licúe:

1 taza de jugo de zanahoria
1/4 de taza de cualquier jugo
de verdura y/o una o dos
hojas verdes (endibia o
lechuga romana son buenas)

2 ramitas de perejil
1/2 cucharadita de sazonador
vegetal o alguna hierba,
para dar sabor

Jugo de tomate de huerto

Seleccione los tomates más maduros, lávelos, córtelos en rebanadas y licúelos sin agua. Puede agregar un poco de sazonador
vegetal y una pizca de su hierba preferida. Una vez que esté bien
licuado, fíltrelo a través de un colador; póngalo a refrigerar.

Coctel de berros

Licúe:

2 tazas de jugo de piña sin endulzar
3 cucharadas de miel o de azúcar
sin refinar
1 taza de hielo picado

1 puño de berros
1 limón en rebanadas delgadas o
2 cucharadas de jugo
de limón

Bebida *borscht* de yogur

Licúe ligeramente el yogur. Si lo desea puede colar la pulpa.
Cúbralo con una cucharada de crema agria.

1 taza de yogur
1/2 limón chico, pelado y
sin semillas
1/2 taza de zanahorias en cuadritos

1/2 taza de betabel cortado
en cuadritos
1 pepino en cuadritos
1 cucharadita de sazonador
vegetal

Coctel de zanahoria con perejil

Licúe para una porción:

2/3 de taza de jugo de zanahoria   6 ramitas de perejil

SUGERENCIAS DE BEBIDAS DE FRUTA

Coctel de melón

Licúe el melón con todo y semillas, corteza y pulpa para obtener un coctel altamente nutritivo. El melón es mejor solo, pero para variar un poco incluya de vez en cuando chabacanos frescos, ciruela pasa, manzana, duraznos o piña.

Bebida de sandía

Tome la cantidad deseada de sandía y córtela en cuadros junto con las semillas y la corteza. Ponga un poco de agua en la licuadora y agregue los cuadros de sandía hasta llenar tres cuartos. Licúela y filtre la bebida en un colador para separar los hollejos de las semillas.

Bebidas de fruta licuada

1 cucharada de concentrado de fruta: cereza, manzana o uva
1 taza de jugo de piña, leche, leche de nuez o de coco
Combínelas a su gusto.

También puede agregar plátano, arándano, fresa, ciruela, durazno, zarzamora y frambuesa.

Bebida tahini de piña

1/2 taza de semillas o mantequilla de ajonjolí
2 tazas de jugo de piña refrigerado
Unas cuantas gotas de jugo de limón

Ponga las semillas de ajonjolí en la licuadora hasta que queden completamente licuadas. Agregue el jugo de piña y el jugo de limón y vuelva a licuar. Es bueno para conciliar el sueño. Para tres porciones.

Yogur de piña o de naranja

1 1/2 taza de yogur
2 cucharadas de miel

1/2 taza de jugo de naranja
o de piña

Licúe todo junto hasta que tenga una suave consistencia. Es una bebida saludable, y si lo desea puede agregarle una cucharada de lecitina líquida o una cucharadita de puliduras de arroz. Para tres o cuatro porciones.

Coctel de fruta

8 onzas de jugo de piña
1/4 de taza de nueces negras
4 onzas de jugo de cereza negra
1/2 taza de tofu

1 cucharada de coco
1 plátano
1 cucharadita de miel

Licúelo bien hasta que se vuelva líquido. Para tres o cuatro porciones.

Zanahoria con piña

1/2 taza de apio cortado en cubos
1 a 1 y 1/2 vasos de jugo de piña refrigerado
1 cucharadita de gránulos de lecitina
1/2 taza de zanahorias cortadas en cubo

Licúe hasta que esté muy suave. Para dos porciones.

Bebida de nuez lisa con manzana

6 nueces lisas
1 vaso de jugo de piña
1 plátano cortado en cuatro partes

3 cucharadas de pasas
1 manzana cortada en
cubos con todo y cáscara

Mezcle todo en la licuadora. Para dos porciones.

Batido de zanahoria con semillas de girasol

3 tazas de jugo de zanahoria

3/4 de taza de semillas de girasol

Licúe las semillas de girasol hasta que estén bien molidas. Agregue el jugo de zanahoria y licúelo algunos segundos.

Para obtener un valor alimenticio adicional añada una cucharadita de lecitina líquida al momento de licuar. Para cuatro porciones.

Delicia de naranja con fresa

1 taza de fresas frescas, o congeladas parcialmente deshiladas	1 taza de jugo de naranja 1 taza de helado o de hielo picado
1 cucharada de gránulos de lecitina	2 cucharadas de miel

Ponga el jugo de naranja en la licuadora, agregue el resto de los ingredientes y licúelos hasta que no tenga grumos. Adórnelo con una fresa o una rebanada de naranja. Para 3 o 4 porciones.

Batido de piña con semilla de girasol

1/2 taza de semillas de girasol	1 plátano partido en cuatro partes
2 tazas de jugo de piña	
Unas cuantas gotas de jugo de limón	1 cucharada de gránulos de lecitina

Licúe las semillas de girasol hasta que estén bien molidas.

Agregue los demás ingredientes y licúelos hasta que no tenga grumos. En vez del jugo de piña puede usar cualquier otro jugo de fruta. Para tres o cuatro porciones.

Congelada de piña con uva

3 tazas de jugo de uva congelado, sin endulzar	2 tazas de jugo de piña congelado, sin endulzar
2 cucharadas de lecitina líquida	2 rebanadas delgadas de cáscara de limón
1 taza de jugo de naranja	

Licúe todo junto hasta que no tenga grumos. Para siete u ocho porciones.

Té helado de alfalfa con menta

1 taza de agua	1 pedazo de cáscara de limón
1 limón sin cáscara, en cuatro partes	1 cucharada de miel

Licúe bien todos los ingredientes. A esto agréguele:

1 1/2 litro de té de alfalfa y menta caliente (preparado como se indica en los paquetes)

4 o 5 ramitas de menta fresca (opcional)

Déjelo reposar 25 minutos. Cuélelo y refrigérelo hasta que lo vaya a servir. Si lo desea puede agregarle miel al momento de servirlo. Para ocho o diez porciones.

Sorbete de menta fresca

1/2 taza de miel
1 taza de crema *chantilly*
1/2 taza de jugo de limón

1 taza de agua
1 taza de hojas de menta fresca
Un poco de clorofila para darle color

Ponga el agua y la miel a calentar hasta que la miel esté bien disuelta, agregue las hojas de menta y licúelas hasta que estén completamente molidas. Tape el contenido y déjelo enfriar. Luego mezcle el jugo de limón y la clorofila. Para separar la pulpa de la menta, cuele el contenido en un recipiente para hielos y métalo al refrigerador hasta que tenga consistencia. Enseguida vacíelo en un tazón y bátalo hasta que no tenga grumos. Por último, cúbralo con crema *chantilly* y refrigérelo hasta que se endurezca. Para tres porciones aproximadamente.

Desayuno rápido en un vaso

1 taza de leche descremada o entera
1 huevo
1 cucharada de gránulos de lecitina
1 cucharada de harina de linaza
1 cucharada de semillas de ajonjolí

1 cucharadita de miel
1/2 taza de cualquier fruta fresca
1 cucharada de germen de trigo
2 a 3 gotas de jugo de limón (opcional)

Muela en la licuadora la harina de linaza, las semillas de ajonjolí y los gránulos de lecitina. Agregue el resto de los ingredientes y licúelos hasta que no tengan grumos. (Debe "masticarse" como si fuera comida para que se mezcle con la saliva).

Bebida para almorzar "antes de tiempo"

Licúe hasta que estén completamente molidos:

2 cucharadas de semillas de ajonjolí o de girasol, o
almendras, luego agregue:
1 taza de jugo de manzana
1/2 taza de jugo de piña refrigerado, sin endulzar
1/2 zanahoria cortada en pedazos pequeños
1 cucharadita de pasas
2 cucharadas de germen de trigo
1 ramita de perejil o de berro
1 cucharada de gránulos de lecitina
1/2 taza de jugo de naranja
1 yema de huevo
1 tallo de apio, cortado en rebanadas chicas
1 cucharadita de puliduras de arroz
2 hojas de espinaca
1 taza de agua helada

Licúe todo junto hasta que no tenga grumos. Para tres o cuatro porciones

Bebida de menta con lima

1 taza de agua hervida	1 taza de hojas
2 cucharadas de miel	de menta frescas

Licúe todo junto hasta que esté completamente molido y refrigérelo. Después de colarlo en un recipiente grande agregue lo siguiente:

1 litro de agua refrigerada	1/4 de taza de
1 taza de jugo de lima	jugo de limón

Mezcle bien todo. Si lo desea más frío, ponga un cubito de hielo en cada vaso. Para seis o siete porciones.

Jugo de granada y suero de leche de cabra

2 tazas de suero de leche
2 granadas grandes o 3 pequeñas

Extraiga el jugo de las granadas. Agregue el suero de leche y sírvalo de inmediato. Para tres porciones aproximadamente.

111

PONCHES DE FRUTA

Ponche de limón con menta

6 ramitas de menta fresca	2 tazas de agua
1 taza de miel	2 tazas de jugo de limón
1 litro de jugo de uva sin endulzar	Una pizca de sal

Licúe la menta, el agua y la miel. Póngalo a hervir al vapor durante cinco minutos y cuélelo. Agregue el jugo de limón y la sal y refrigérelo. Mezcle poco a poco el jugo de uva y sírvalo refrigerado. Para 16 o 18 porciones aproximadamente.

Tentempié de piña con betabel

2 tazas de jugo de piña refrigerado, sin endulzar
1 taza de betabeles crudos cortados en cuadritos
1 cucharada de lecitina líquida o en gránulos

Licúe todo junto. Si lo desea, agregue otros ingredientes como germen de trigo o salvado de arroz. Para tres porciones.

Delicia de piña con zanahoria

2 tazas de jugo de piña refrigerado	1 zanahoria mediana, rebanada
1 naranja pelada y partida en cuatro partes	1 cucharada de lecitina líquida o en gránulos
1 cucharada de miel	

Licúe hasta que no tenga grumos. Sírvala bien refrigerada.
Si lo desea, agregue hielo picado o en cubos al momento de servirla. Para tres o cuatro porciones.

MALTEADAS Y HELADOS

Licuado de plátano

Licúe para una porción:

1 taza de leche de cabra	1 plátano maduro
1/2 taza de jugo de fruta	1 cucharada de miel

Licuado de dátil

Licúe hasta que quede cremoso:

5 dátiles picados	1 cucharadita de coco en polvo
1 taza de leche de cabra	1 cucharadita de nueces

Licuado de zanahoria

Licúe hasta que esté bien molida y sin grumos:

1 taza de leche de cabra
1 zanahoria mediana, rebanada

Leche malteada de plátano con higo

Licúe hasta que quede espeso y cremoso:

1/2 taza de leche de soya espesa	1 plátano bien maduro
1/2 taza de jugo de higo	Algarroba para darle sabor,
1 cucharadita de salvado de arroz	si lo desea.

Leche malteada de zanahoria con plátano

1/2 taza de leche	1/2 taza de jugo de zanahoria
1 plátano bien maduro	1 cucharadita de semillas de girasol

Licúe hasta que esté cremoso y sin grumos. Para dos o tres porciones.

Batido de chabacano frío

2 taza de leche de cabra fría	3/4 de taza de chabacanos
1 cucharada de miel	rehidratados

Licúe todos los ingredientes; refrigere y sirva. Adorne con media rebanada de chabacano. Para tres porciones.

Leche malteada con "miel" de plátano

1 taza de leche de cabra fría	1 cucharada de lecitina líquida
1 plátano partido en cuatro partes	1 cucharada de miel
1 taza de hielo picado	

Licúe hasta que esté muy suave. Es una bebida bastante saludable. Rinde tres porciones.

Gaseosa de piña con menta

1 taza de trozos de piña sin
endulzar o de jugo sin endulzar
1 cucharada de lecitina líquida

2 tazas de leche de soya fría
1 ramita de menta fresca

Licúe hasta que tenga buena consistencia para beberse. Para tres o cuatro porciones.

"Supremo" de vainilla con cereza

2 tazas de cerezas rojas
1/2 litro de helado de vainilla
1 litro de leche fría de soya

Licúe hasta que quede cremoso. Sírvalo en vasos altos cubierto con más helado y una cereza.

Leche malteada de fresa

3 tazas de leche de soya
refrigerada
2 cucharadas de miel
1/2 litro de helado de fresa

1 cucharada de lecitina líquida
3 tazas de fresas frescas o
congeladas parcialmente
descongeladas

Licúe bien los primeros cuatro ingredientes y sírvala en vasos coronando con el helado de fresa. Rinde siete u ocho porciones.

Deleite de piña

1 litro de jugo de piña sin endulzar
4 plátanos maduros grandes

Licúe bien los ingredientes. Para siete u ocho porciones.

Batido de cereza

2 tazas de jugo de piña
1 taza de cerezas

1 limón o lima en rebanadas
1 cucharada de gránulos de lecitina

Licúe todos los ingredientes hasta que estén suaves. Para tres o cuatro porciones.

Reductor especial

2 tazas de jugo de piña
refrigerado, sin endulzar

1 taza de hielo picado
1 puño de berros

Licúe bien todos los ingredientes.

"Naranja de atardecer"

1 taza de leche de soya fría
1 naranja sin cáscara partida
en cuatro partes
1 cucharada de miel

1/2 taza de jugo de naranja
1 limón sin cáscara partido
en cuatro partes
1 taza de hielo picado

Licúe hasta que no tenga grumos. Para dos o tres porciones.

Deleite de frambuesa

1 taza de frambuesas frescas o
congeladas
2 cucharadas de jugo de limón
2 cucharadas de miel

1 cucharada de lecitina líquida
1 y 1/2 taza de jugo de piña
congelado
2 tazas de hielo picado

Licúe el jugo de piña y las frambuesas. Cuele el contenido para quitar las semillas. Agregue el resto de los ingredientes y licúe hasta que no tenga grumos. Es una bebida deliciosamente refrescante y saludable. Para tres o cuatro porciones.

Refrigerio "Buenas noches"

1 taza de leche
1 cucharada de melaza

1 cucharada de gránulos
de lecitina

Después de licuar los ingredientes caliente el contenido a una temperatura que pueda tomarse. Ayuda a dormir a las personas con insomnio. Para una persona.

Leche malteada "Amanecer dorado"

2 o 3 tazas de leche
2 cucharadas de semillas
de girasol

2 cucharadas de miel
3 o 4 zanahorias medianas,
cortadas en rebanadas pequeñas

Licúe las semillas de girasol hasta que estén completamente pulverizadas; agregue los demás ingredientes y licúe hasta que no tenga grumos. Es una bebida bastante nutritiva para niños y convalecientes, que puede tomarse a cualquier hora del día. Para cuatro porciones.

Confitado de chabacano

1 taza de chabacanos secos o frescos	1 taza de hielo picado
1 taza de leche de soya	Miel para darle sabor

Licúe hasta que quede cremoso y sin grumos. Se pueden usar la mayoría de las frutas para preparar "confitados", incluso verduras como zanahoria, tomate y espinaca. También puede usarse la leche de soya, de ajonjolí o de coco. Si necesita algún endulzante, use miel, jarabe de arce o melaza.

BEBIDAS DE LECHE CON COCO

Jugo o licuado de coco

Licúe:

1 taza de coco rallado o fresco, sin endulzar, cortado en cubitos y molido en seco en la licuadora	3 tazas de agua caliente

Si es demasiada cantidad, licúe la mitad y refrigérela. Es una bebida deliciosa que puede agregar a cualquier otra bebida con leche, incluyendo leche de soya.

Licuado de zanahoria con coco

1/2 taza de agua caliente	Después de licuarlo, agregue
1 cucharada de coco fresco, rallado.	1/2 taza de jugo de zanahoria.

Licuado de ciruela pasa

1/4 de taza de ciruela pasa picada
Unas gotas de vainilla pura o un poquito de canela
1 taza de leche de coco o leche de ajonjolí

Licúe bien hasta que no tenga grumos.

Licuado Mock-choc

1 cucharada copeteada de leche de soya en polvo
1 cucharada de miel
1/2 cucharada de algarroba en polvo
1 taza de agua

Licúe hasta que quede suave y cremoso.

Mock-choc de menta helado

3 cucharadas de jarabe de algarroba
1/2 cucharada de miel
1/4 de cucharadita de sazonador vegetal
1/4 de cucharadita de vainilla pura
1/2 taza de agua
2 tazas de leche de soya espesa
1 cucharada de suero de leche en polvo
4 o 5 ramitas de menta fresca
1 taza de hielo picado

Licúe hasta que esté fino y cremoso

Mock-choc de batido de plátano

2 tazas de leche de soya o leche de nuez
1 plátano, rebanado
1 huevo
1/4 de taza de algarroba
1 pizca de sazonador vegetal

Licúe hasta que quede cremoso y sin grumos. Para dos o tres porciones

Licuado de ajonjolí Mock-choc

1/4 de taza de algarroba en polvo
1/3 taza de azúcar sin refinar
1/2 taza de agua

Hierva a fuego lento durante cinco minutos, removiendo de vez en cuando el contenido. Ponga una cucharada de esta mezcla por cada taza de leche de semilla de ajonjolí. Agregue unas cuantas gotas de vainilla pura. Licúe para que quede una bebida espumosa.

BEBIDAS EN TERMO

"Vita-caldo"

1 cucharadita de sazonador vegetal	1 taza de agua caliente
Perejil	Berro
Otras verduras apropiadas	

Licúe hasta que no tenga grumos. Puede llevarse al trabajo en un termo precalentado.

Bebida saludable

1 cucharadita de sazonador vegetal	1 taza de agua caliente
1 cucharada de suero de leche en polvo	1/4 cucharadita de alga marina roja
Crema al gusto	

Licúe los ingredientes y obtenga una bebida realmente deliciosa. Viértala en un termo precalentado.

Almuerzo en un termo

1 taza de jugo de manzana o de piña	1 cucharadita de salvado de arroz
1/2 taza de jugo de naranja	2 ramitas de perejil
2 hojas de espinaca o de lechuga romana	1 cucharada de pasas
1/2 taza de fruta fresca	3/4 de taza de anacardos o de almendras
1 plátano chico	1 tallo chico de apio, cortado en cubitos
1/2 taza de zanahorias cortadas en cubitos	1 huevo
	2 cucharaditas de germen de trigo

Licúe todos los ingredientes durante tres minutos. Agregue una taza de hielo picado y vacíe el contenido en un termo. Esta bebida es un alimento completo.

Bebida con proteínas 1

1 taza de suero de leche
1 cucharadita de levadura
de cerveza
1 cucharadita de sazonador
vegetal

1 yema de huevo
2 cucharadas de germen
de trigo
1 cucharada de gelatina
Unas gotas de jugo de limón

Bebida con proteínas 2

1 taza de té de papaya
4 cucharadas de queso *cottage*
4 dátiles

3 cucharadas de semillas
de girasol

Bebida con proteínas 3

1 taza de leche de cabra
1 cucharadita de salvado de arroz
1/3 de cucharadita de melaza
1 cucharada de mantequilla de
nuez negra

3 chabacanos
2 cucharadas de leche
descremada en polvo
1/4 de cucharadita de alga
marina roja

Bebida con proteínas 4
Mock-choc caliente

2 cucharadas de algarroba en polvo
2 cucharadas de leche descremada en polvo
3/4 de taza de leche de nuez caliente

Coctel especial de proteínas

1 taza de leche fría de cabra
1/2 queso *Cheddar*, cortado
en cubitos
1 cucharada de gránulos de lecitina

1 cucharada de salvado de arroz
1 yema de huevo
1 cucharada de semilla de linaza
1 cucharada de germen de trigo

Licúe bien las semillas de linaza. Agregue los demás ingredientes y licúelos hasta que esté suave. Esta bebida es rica en proteínas y de sabor delicioso, la cual puede tomar como refrigerio. Para dos o tres porciones. El doctor Jensen cree en la eficacia de la leche de cabra.

BEBIDAS LICUADAS

Estas bebidas son bastante sabrosas y nutritivas. Pruebe el servirlas a sus visitas inesperadas.

Bebida número 1

(Para tres o cuatro porciones)
1 taza de jugo de cereza
2 tazas de jugo de piña sin endulzar
2 cucharadas de soya en polvo
1 cucharada de germen de trigo

2 cucharadas de miel
1 plátano
1 yema de huevo
1 cucharadita de salvado de arroz

Bebida número 2

1 plátano
1/2 taza de perejil picado
2 cucharadas de soya en polvo

2 cucharadas de miel
1 taza de jugo de papaya

Bebida número 3

(para 3 porciones)
1 taza de jugo de zarzamora
1 taza de jugo de piña y piña machacada
2 cucharadas de soya en polvo

1 plátano
1 yema de huevo
1 cucharada de miel

Licúe todo junto y sírvalo con coco desmenuzado

OTRAS BEBIDAS

Primera

1 taza de leche de soya
1/4 de cucharadita de alga marina roja

Unas gotas de vainilla o de limón
4 cucharadas de cereal precocido
Miel al gusto

Segunda

1 taza de jugo de zanahoria
Un pedazo de apio

1/2 taza de granos de maíz
Sazonador vegetal

Después de licuar los ingredientes puede colar el contenido. Agregue un poco de crema cruda dulce.

Nota: Los camotes o ñames también son buenos como base para las bebidas.

Bebida de habas

3 cucharadas de sazonador vegetal en polvo	1 cucharada de miel
	1 taza de habas cocidas
1 cucharada de levadura de cerveza	1 cucharada de suero de leche en polvo

Licúe todos los ingredientes hasta que no tenga grumos. Agregue dos cucharadas de crema y licúe unos segundos más. Sazone al gusto. Sírvala caliente o fría. Para tres porciones.

BEBIDAS DE NUEZ Y SEMILLA

Una licuadora rebana las nueces en tres a cinco segundos, en un poco más de tiempo puede triturarlas hasta hacerlas polvo o convertirlas en mantequilla. Para ello, utilice un raspador para quitar la nuez de los costados y apague y encienda repetidamente la licuadora en alta velocidad. Entre más las licúe obtendrá una mantequilla más fina.

Agregando algún líquido a sus nueces y semillas puede hacer una bebida nutritiva sustituta de la leche. Las nueces licuadas pueden ser muy bien manejadas por el conducto intestinal.

Leche de almendra

Use almendras peladas o sin pelar (u otras nueces). Déjelas remojando toda la noche en jugo de piña, jugo de manzana o agua de miel para ablandar la carne. Luego agregue tres onzas de nueces remojadas en cinco onzas de agua y licúe durante dos o tres minutos. Condiméntelas con miel y cualquier tipo de fruta: jugo de fresa, harina de algarroba, dátiles o plátano. Cualquier jugo de verdura también es bueno con la leche de nuez.

También puede usar la leche de nuez sobre cereales o en sopas y asados vegetarianos como condimento. La leche de almendras es una bebida bastante alcalina, con alto contenido de proteínas y fácil de asimilar y absorber.

Semillas y germinados

Las semillas y los germinados serán el alimento del futuro. Se ha descubierto que muchas de las semillas tienen los valores hormonales de las glándulas masculina y femenina. Las semillas contienen la fuerza vital durante muchos años, siempre y cuando se encuentren dentro de la vaina. Las semillas encontradas en las tumbas egipcias con miles de años de existencia, crecieron después de haberlas plantado. Al introducir estas semillas a nuestros cuerpos en forma de bebida, nos proporcionan la mejor nutrición.

En la licuadora muela en seco muy bien las semillas de linaza, girasol, ajonjolí, chabacano, melón, etcétera. Debido a que estas semillas se deterioran rápido, tenga su licuadora a la mano y muélalas tan frecuentemente como sea necesario. No almacene las semillas molidas, ya que se ponen rancias.

Bebida de semilla de melón

En vez de tirar las semillas y la pulpa del melón, licúelas con un poco de jugo de piña o té de pajas de avena, endulzado con miel; cuele el contenido para separar los hollejos de las semillas y sirva una deliciosa bebida de leche de "nuez", rica en los elementos vitales de las semillas.

Variación. Las semillas de calabaza pueden tratarse de forma similar en un líquido adecuado, sazonado con miel o con jarabe de arce y algunos dátiles o rebanadas de fruta fresca.

Leche de semillas de ajonjolí

Considero que la leche de semilla de ajonjolí es una de las mejores. Es una bebida maravillosa que sirve para subir de peso y para lubricar el conducto intestinal. Posee un valor alimenticio incomparable, puesto que tiene un alto contenido de proteínas y minerales. Esta semilla la usan mucho como alimento básico en Arabia y en la India oriental.

Ponga en la licuadora dos tazas de agua, un cuarto de taza de semillas de ajonjolí, dos cucharadas de leche de soya en polvo y mézclelos hasta que no tengan grumos. Si desea filtre el contenido en un colador de malla fina o a través de tres o cuatro capas de estopilla, con el fin de separar los hollejos. (Puede usar los hollejos de las semillas de ajonjolí).

Variación: una cucharada de algarroba en polvo y de seis a ocho dátiles. Licúe para darle sazón y agregue valor alimenticio con cualesquiera de los siguientes: plátano, dátil en polvo, pasas cocidas a fuego lento o azúcar de uva. Después de cualquier adición, siempre licúe para mezclar el contenido. Esta bebida también la puede preparar con leche de cabra en vez del agua.

Otros usos para la leche de semilla de ajonjolí

Puede usarla como base de aderezos para ensaladas, agregarla a frutas, en el refrigerio al llegar de la escuela, agregarla al caldo de verduras, usarla en cereales para el desayuno, mezclarla con cualquier mantequilla de nuez, tomarla dos veces al día para subir de peso, agregarla a bebidas de suero de leche para corregir la inactividad intestinal, así como a suplementos como la semilla de linaza o el salvado de arroz.

Leche de semillas de girasol

Para preparar leche de semilla de girasol puede usar el mismo procedimiento empleado para preparar la leche de nuez; es decir, dejar remojando las semillas toda la noche, licuar y aderezar con frutas y jugos. Usela en su dieta del mismo modo que la leche de almendra. Es preferible que use semillas integrales de girasol y las licúe usted mismo. Si no tiene licuadora, puede usar semilla de girasol molida.

Leche y crema de soya

La leche de soya en polvo la encuentra en todas las tiendas de alimentos para la salud.

Para hacer leche de soya, ponga dos cucharadas de leche en polvo en medio litro de agua. Endúlcela con azúcar sin refinar, miel o melaza y añada una pizca de sazonador vegetal. Para darle sabor, puede agregarle cualquier fruta, algarroba en polvo, dátiles y plátanos.

Consérvela en el refrigerador. Use esta leche en cualquier receta como lo haría con la leche de vaca. Se asemeja mucho al sabor y la composición de la leche de vaca y se agria igual de rápido, por ello no debe prepararla mucho tiempo antes.

BEBIDAS DE NUEZ

Puede sustituir los tes por agua en las siguientes bebidas: té de avena, té de fresa, té de hoja de durazno y té de *golden seal*.

Crema o leche de nuez

Deje remojando las semillas o las nueces toda la noche. No las lave después de estar en remojo. Una buena elección serían almendras (peladas después de remojarlas si lo desea), semillas de girasol, semillas de ajonjolí o cualquier otro tipo de nueces.

1 taza de semillas o nueces remojadas	1 taza de agua pura

Licúe bien los ingredientes
Agregue y licúe bien:

2 cucharadas de miel	2 cucharadas de aceite de ajonjolí
Sazonador vegetal (opcional).	

Para la leche de nuez agregue más agua. Refrigérela para conservarla varios días.

Néctar de fruta, arce y nuez

1 cucharadita de miel de arce pura	3 cucharadas de nueces crudas 1 taza de jugo de fruta

Crema de arce, nuez y plátano

1 cucharada de miel o jarabe
de arce
1 plátano maduro, rebanado

1 taza de leche
2 cucharadas de nueces
1 cucharada de crema dulce

Licúe hasta que esté cremoso. Sírvala fría o caliente.

Bebida *jumbo* de fruta y nuez

(para tres o cuatro porciones)
1 taza de jugo de piña
1/2 taza de jugo de cereza negra
2 cucharadas de leche de soya
en polvo
1 huevo

6 dátiles sin semilla
1 cucharada de miel
1/4 de taza de nueces negras
1 cucharada de coco
1 plátano rebanado

Bebida de nuez lisa con manzana

Licúe:
6 nueces lisas, remojadas
1 manzana cortada
en cubos

3 cucharaditas de pasas
1 plátano rebanado
1 taza de jugo de piña

SUGERENCIAS PARA USAR LA SEMILLA
DE AJONJOLÍ

Leche malteada de ajonjolí y plátano

1 taza de leche de ajonjolí
3 o 4 dátiles sin semilla, picados

1 plátano rebanado

Batido de ajonjolí con fruta

1 taza de leche de semilla
de ajonjolí
Una rebanada de papaya

1/2 plátano rebanado
2 o 3 dátiles rebanados

Suplemento de crema de ajonjolí

Licúe bien y use en el cereal del desayuno o encima de la fruta:

1 taza de leche de ajonjolí
1 cucharadita de harina de semilla de linaza
3 o 4 dátiles picados, o pasas, higos o papaya
1 cucharadita de salvado de arroz
1 cucharada de harina de semilla de girasol
1 cucharada de germen de trigo

Crema de ajonjolí con nuez

1 taza de leche de ajonjolí,
o una cucharadita de
mantequilla del mismo

1/2 taza de mantequilla de nuez
6 dátiles sin semilla picados

Cualquier jugo (con mantequilla de semilla de ajonjolí)

Licúe bien y sírvala encima de la fruta del desayuno o úsela como aderezo dulce para ensaladas.

Aderezo de semilla de ajonjolí

1 taza de agua hirviendo
1 taza de aceite extraído en frío
1 taza de semilla o harina de ajonjolí

4 cucharadas de sazonador vegetal
Jugo de limón al gusto

Primero licúe la semilla de ajonjolí en el agua hasta que no tenga grumos, enseguida agregue los demás ingredientes y vuelva a licuar para preparar un aderezo espeso y cremoso. Diluya o cambie según el gusto.

Bebida del Doctor Jensen

1 cucharada de harina o mantequilla de ajonjolí
1 cucharadita de miel
1 vaso de líquido (jugo de fruta o verdura, leche de soya, caldo o agua)
1/4 de aguacate

Licúe medio minuto.

Es preferible no usar un remedio para una enfermedad específica a menos que toda su dieta esté nutricionalmente balanceada. Comer alimentos malísimos y tratar de encontrar un remedio para las condiciones que usted mismo está produciendo no tiene ningún sentido. Use mi Régimen Alimenticio de Salud y Armonía como guía para una dieta nutricionalmente balanceada.

Para alcalinizar el sistema

Licúe:
> 1/2 taza de toronja
> 1/4 de taza de jugo de piña
> Unas hojas de espinaca

Para el apetito

Licúe:
> 3/4 de taza de jugo de piña
> Hojas de diente de león

Contra la artritis

Té de semilla de alfalfa: ponga una cucharada de semillas de alfalfa en medio litro de agua. Hierva y deje reposar toda la noche. Cuélela y bébala.

Formadores de sangre
número 1

> 1 taza de apio, perejil y espinaca, mezclados
> 1 taza de jugo de cereza
> 1 taza de jugo de verdura base al gusto

número 2

> 1 taza de jugo de cereza, uva o piña
> 1 tableta de alga marina roja o 1/4 de cucharadita de alga en polvo
> 1 cucharada de suero de leche en polvo
> 1 yema de huevo

127

Fortalecedor del cuerpo

1/2 taza de leche de coco   3 higos frescos o rehidratados

Licúe

Del cerebro y sistema nervioso

Licúe bebidas con proteínas, especialmente con huevo o yema de huevo, queso sin preparar, queso *cottage,* semillas de girasol, nueces remojadas, germen de trigo, puliduras de arroz, dos o tres cucharaditas diarias. (El té de papaya como base ayuda a la digestión de proteínas).

Rábano, jugo de ciruela pasa y puliduras de arroz para trastornos nerviosos.

Apio, zanahoria y jugo de ciruela pasa para la tensión nerviosa.

Jugos de lechuga y tomate para tranquilizar los nervios.

Para el cutis
número 1

Licúe:
1 cucharada de concentrado de manzana
1/2 pepino
1/2 taza de agua

número 2

Jugo de pepino, jugo de piña y endibia. Licúe.

Para las coronarias (corazón)

Cualquier bebida dulce, endulzada o de carbohidrato; por ejemplo, zanahoria, jugo de piña y miel.

Una cucharada de miel en un vaso de agua tres veces al día (en vez de otros dulces).

Contra la diarrea

Pruebe la algarroba en polvo para controlarla.

Gastrointestinal

Use cualquier combinación de verduras. Después de licuar, cuele. (Varios trastornos estomacales e intestinales no pueden tolerar material fibroso).

Licúe y cuele lo siguiente:

1 taza de jugo de tomate	Unas hojas de berro
1 tallo de apio	o endibia

Suero de leche: use suero de leche en cualquier bebida con leche o licuado para el control intestinal. Tiene alto contenido de calcio. Puede usarse como bebida sencilla o combinada con una amplia variedad de alimentos, especialmente en bebidas licuadas.

Jugo de zanahoria y leche de coco (para colitis, gastritis y gases).

La clara de huevo, batida hasta que haga una espuma espesa, y usada encima de bebidas licuadas, es un auxiliar en problemas de úlcera.

Para glándulas y nervios

1 taza de jugo de cereza dulce	1 cucharadita de clorofila
1 yema de huevo	2 cucharadas de germen de trigo

Mezcle en la licuadora.

Para el cabello (para dar brillo)

1 taza de jugo de cereza dulce	1 taza de té de pajas de avena

Para los riñones

Tabletas de perejil; mezcladas en bebidas

Laxante

Jugo de ciruela pasa	Frutas y verduras amarillas

Tome una taza de té herbal caliente en las mañanas, antes de cualquier otra cosa.

Órganos respiratorios, catarros

Alimentos de alto contenido de vitaminas A y C. El pimiento dulce (especialmente maduro) tiene bastante vitamina C, el perejil contiene vitamina A. Use como jugo base o ingrediente en las bebidas licuadas; por ejemplo, jugo de tomate y pimiento dulce licuado.

Reumatismo

Suero de leche: use el suero de leche con jugo de cereza, cualquier caldo, sopa, leche o bebida licuada.

Los alimentos con alto contenido de vitamina C y sodio retienen calcio en solución para conservar la flexibilidad en las articulaciones; por ejemplo, jugo de tomate y jugo de apio.

Piel

Licúe:

1/2 taza de jugo de piña	1/3 de pepino rebanado
Ramitas de perejil	

Té de pajas de avena y puliduras de arroz

Para la vitalidad

Licúe:

1 taza de jugo de manzana	1 cucharada de mantequilla
1 taza de jugo de apio	de almendra
Germen de trigo	Leche de soya en polvo

Para subir de peso

Licúe:

Fruta seca, revitalizada	Leche de soya
Jugo de piña	Mantequilla de nuez

El té de semilla de linaza (licuado si desea usar la semilla) agregado a cualquier fruta licuada o bebida de proteínas, sirve para subir de peso.

Para bajar de peso

Bebidas licuadas de proteínas; por ejemplo, para un alimento satisfactorio al mediodía: queso *cottage* con leche de soya o suero de leche, con néctar de chabacano o de durazno, jugo de manzana para dar sabor.

De preferencia use frutas frescas en vez de secas. Las manzanas frescas licuadas son formidables; por ejemplo, la manzana cortada en cuadros con jugo de piña.

Los jugos de tomate, papaya o piña son buenos jugos base. Para una base cítrica, use pulpa de toronja licuada (después de quitar la cáscara y cortarla en cubos) o naranja licuada con todo y pulpa.

Leches de nuez y semillas (ver recetas)

La leche de semilla de soya puede prepararla con semilla de soya en polvo baja en grasa, la cual puede conseguir en tiendas de alimentos para la salud.

Ejemplo:

Leche de semilla de soya	1 yema de huevo
Miel	Fresas frescas

Licúe. (Pueden usarse otras frutas frescas o jugos).

Haga la prueba con tabletas de berro licuadas en bebidas.

Use gelatina de suero de leche:

1/4 de taza de agua fría	2 cucharadas de gelatina simple

Después de licuar los dos ingredientes agregue tres cuartos de agua hervida y mezcle; luego tres cucharadas de suero de leche en polvo y mezcle.

Variaciones:

Vainilla: agregue unas gotas de vainilla pura.

Naranja: agregue una cucharada de jugo de naranja y un pedazo de cáscara rallada.

Menta: use té de menta en vez del agua.

COMBINACIONES DE JUGOS Y LICUADOS
CONTRA ENFERMEDADES

Contra: **Use:**

Anemia:	Perejil, jugo de uva
Asma:	Apio, jugo de papaya
Orinarse en la cama:	Apio, jugo de perejil
Problemas de la vejiga:	Apio, jugo de granada
Catarro, resfriado, garganta inflamada:	Berro, jugo de manzana (añada 1/4 de cucharadita de ácido tartárico)
Estreñimiento, úlceras estomacales:	Apio con un poco de crema dulce, espinaca y jugo de toronja
Resfriados, problemas de los senos nasales:	Jugos de apio y toronja (con 1/4 de cucharadita de ácido tartárico)
Diarrea, infección:	Jugo de zanahoria y de zarzamora
Fiebre, gota, artritis:	Jugo de apio y de perejil
Alteraciones de la vesícula biliar:	Jugo de rábano, ciruela pasa, cereza negra y apio
Limpieza general:	Jugo de apio, perejil, espinaca y zanahoria
Glándulas, bocio, impotencia:	Jugo de apio, una cucharadita de germen de trigo, media cucharadita de alga marina roja
Hipertensión:	Jugo de zanahoria, perejil y apio
Indigestión, falta de peso:	Leche de coco, higo, jugo de perejil y de zanahoria
Insomnio:	Jugo de lechuga y de apio
Alteraciones de riñón:	Jugo de apio, perejil y espárragos
Alteraciones del hígado:	Jugo de rábano y de piña
Neuralgia:	Jugo de pepino, endibia y piña
Exceso de peso, obesidad:	Jugo de hojas de betabel, perejil y apio
Mala circulación:	Jugo de betabel y de zarzamora
Mala memoria:	Jugo de apio, zanahoria y ciruela pasa y puliduras de arroz
Dientes deficientes:	Jugos de hojas de betabel, perejil, apio y col

Contra:	Use:
Bajar de peso:	Perejil, jugo de uva, jugo de piña
Reumatismo, neuritis, neuralgia:	Pepino, endibia y suero de leche
Raquitismo:	Jugo de naranja y de diente de león
Escorbuto, eczema:	Jugo de zanahoria, apio y limón

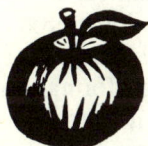

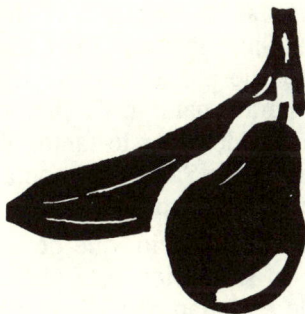

CAPÍTULO NUEVE

Los jugos como complemento alimenticio

CREO QUE LOS JUGOS son los mejores complementos que podemos tomar para estar seguros de obtener todas las vitaminas, minerales y enzimas que necesitamos (y tal vez un poco más) para cuidar de nuestros órganos y tejidos físicamente débiles, nuestro sistema inmunológico y todas las funciones vitales del cuerpo. ¡Los jugos son maravillosos! Sin embargo, con excepción de un ayuno de jugo ocasional supervisado por un doctor, deben formar parte de una dieta completa, pura y natural. El cuerpo humano no nació para crecer sólo con líquidos; por lo tanto, ahora consideraremos mi Régimen Alimenticio de Salud y Armonía, planeado para ajustarse a las necesidades de la mayoría de las personas.

Este régimen alimenticio, que desarrollé a lo largo de mis años de trabajo en sanatorios, está planeado para darle pautas y principios que le permitan adquirir responsabilidad en su actual selección de alimentos. En mi rancho de salud, las cocineras eligen los alimentos bajo mi supervisión, pero en su casa, usted será responsable de elegirlos. A través de los años, he tenido el placer de ver a muchos pacientes dejar de tener síntomas con sólo restituir el equilibrio químico en sus cuerpos mediante de una nutrición adecuada y una forma idónea de vivir.

Consejos para comer

1. *No fría los alimentos ni use aceites recalentados para cocinar.* Al freír los alimentos disminuye el valor nutricional, se destruye la lecitina necesaria para equilibrar las grasas y la comida se hace más difícil de digerir. La temperatura a que se someten los alimentos que se fríen o cuecen altera la química del alimento, lo cual no es una buena práctica. Ése puede ser uno de los factores principales de la formación del colesterol, el endurecimiento de las arterias y las enfermedades del corazón.

2. *No coma si no se encuentra completamente tranquilo de mente y cuerpo.* No digerimos bien los alimentos cuando estamos enfadados o intranquilos. Cuando eso suceda, es preferible esperar para digerir apropiadamente la comida.

3. *No coma sino hasta que tenga bastante apetito.* Con demasiada frecuencia comemos simplemente porque es hora de comer, no porque tengamos hambre. Rompa ese hábito indeseable. Para tener la mejor digestión posible, coma cuando tenga hambre.

4. *No coma más de lo que necesita.* Comer en exceso no es bueno para su salud.

5. *Mastique completamente la comida.* Masticar bien incrementa la eficacia de la digestión y, asimismo, obtiene más valor nutritivo por el dinero que invierte en alimentos.

6. *No coma si tiene algún dolor, si está emocionalmente perturbado, si no tiene apetito o si está deprimido, exaltado o enfermo.* Cada una de estas condiciones es síntoma de que necesitamos reposo, entusiasmo, tranquilidad o alguna otra cosa menos alimento, el cual consume una considerable cantidad de energía y sangre en el conducto gastrointestinal. A menudo lo que más necesitamos es descansar. Para digerir el alimento hace falta energía, así como la función de varios órganos, y pueden transcurrir horas antes de obtener la energía necesaria.

Consejos para mantenerse sano

1. Aprenda a aceptar cualquier decisión que asuma. Haga lo posible para conservar la tranquilidad, ya que ésta es de gran ayuda para recobrar la salud.

2. Deje que la gente se equivoque y aprenda de ese error. Es mucho mejor que vigilar a la gente y supervisar cada paso; aprenda a brindarle a la gente la oportunidad de crecer y madurar. Estamos propensos a cometer errores, pero no se deleite en ellos ni viva lleno de remordimientos.

3. Aprenda a perdonar y a olvidar. En la actualidad, varios estudios han demostrado que ser indulgente aumenta la salud y ayuda a prevenir las alteraciones químicas en el cuerpo, las cuales pueden conducir a una enfermedad.

4. Sea agradecido y bendiga a la gente. Éstos son dos de los principales secretos para una vida sana.

5. Viva en armonía.

6. No hable de sus infortunios o enfermedades. No les hace ningún bien a usted ni a las personas que lo escuchan, y constituye una oportunidad para que ellas hagan lo mismo. Resérvelos para su doctor; a él le paga para que escuche sus problemas.

7. No difunda chismes. Lo que dicen los chismes y rumores por lo general es falso.

8. Pase diez minutos al día meditando cómo puede llegar a ser una mejor persona. Remplace los pensamientos negativos por pensamientos positivos.

9. Haga ejercicio todos los días. Mantenga flexibles sus articulaciones y la espina dorsal, desarrolle sus músculos abdominales y expanda sus pulmones con ejercicios específicos en un horario regular.

10. Antes de iniciar sus actividades del día, camine diez minutos descalzo sobre el pasto o en la arena para estimular la circulación de la sangre.

11. No fume ni tome. Tanto la nicotina como el alcohol son drogas depresoras, y para desintoxicar el cuerpo de esas sustancias

se requiere de energía, que se necesita para procesos vit; benéficos.

12. Si puede, acuéstese a más tardar a las nueve de la ; durante el día se encuentra cansado, descanse. El descanso permite que el cuerpo dedique toda su atención y energía a restablecer y restaurar los tejidos. Al finalizar el día tome nota de sus problemas y revíselos a la mañana siguiente después de haber recuperado su energía, de tal forma que pueda analizarlos con la mente y el cuerpo frescos.

Leyes para una curación total

El alimento fortalece la salud. Necesita comer alimentos que satisfagan las necesidades de una vida activa y vital, y las siguientes leyes fueron creadas para hacer exactamente eso. Trate de comprender lo que significa lograr que un programa dietético funcione de acuerdo con estas leyes.

1. **El alimento debe ser natural, completo, puro y fresco.** Razón: *mientras el alimento sea más próximo a lo natural, el estado creado por Dios, más alto es su valor alimenticio.* Algunos alimentos, como carne, papas, camotes y granos deben estar cocidos. Los alimentos integrales son más nutritivos que los alimentos refinados, blanqueados o pelados. Con esto no quiero decir que se coma las cáscaras de plátano o las semillas del aguacate, sólo le estoy dando a conocer un principio práctico. Los alimentos puros son de mucho mejor provecho para nosotros que los alimentos con preservativos, colores o sabores artificiales o aditivos químicos de cualquier tipo. Muchos productos químicos que en la actualidad se agregan a los productos alimenticios comerciales nunca deberían estar en el cuerpo humano. Nuestros cuerpos fueron creados para comer alimentos naturales, íntegros, puros y frescos y eso es lo que nos mantiene en la mejor condición. Nuestra más grande lección la hemos aprendido a través de los experimentos realizados en animales que consumen alimentos desnaturalizados, pelados y refinados. Estos animales enferman debido a que se han suprimido los elementos bioquímicos y el alimento ya no está completo, como Dios lo creó para nosotros.

2. Debemos comer crudos 60% de nuestros alimentos.
Razón: *no le recomiendo una dieta de alimentos crudos porque a mí me guste su sabor, sino porque son más benéficos.* Los alimentos crudos nos proporcionan más vitaminas, minerales, enzimas, fibra y bolo intestinal, porque son alimentos "vivos" que se encuentran en la cima del valor alimenticio, si se seleccionan de forma adecuada. Los alimentos crudos son útiles al aparato digestivo y al intestino. Me refiero a frutas, bayas, verduras, germinados, nueces y semillas. Debemos cocer los granos de cereal, las habas, la alcachofa y otros alimentos, pero hay varios que podemos comer crudos.

3. Debemos ingerir seis verduras, dos frutas, un almidón y una proteína todos los días. Razón: *las verduras contienen mucha fibra y minerales. Las frutas tienen alto contenido de azúcar natural y vitaminas.* El almidón proporciona energías y la proteína restaura y reconstruye células, especialmente del cerebro y de los nervios. *Es una combinación balanceada de alimentos.*

4. Nuestros alimentos deben ser 80% alcalinos y 20% ácidos. Razón: *descubrimos que 80% de los nutrientes en la sangre son alcalinos y 20% son ácidos. Para conservar la sangre como debe ser, seis verduras y dos frutas componen ese 80% de alimentos alcalinos que necesitamos, mientras que una proteína y un almidón son el 20% de alimentos ácidos.* Para mantener la sangre balanceada debemos comer todos los días dos frutas, seis verduras, un almidón y una proteína. Las proteínas y varios almidones forman ácidos y casi todos los desechos metabólicos del cuerpo son ácidos. Necesitamos alimentos que formen álcalis, como son frutas y verduras, para que sus sales alcalinas neutralicen los desechos ácidos. Para mantener el equilibrio adecuado acidez-alcalinidad en el cuerpo debemos ingerir diariamente seis verduras, dos frutas, un almidón y una proteína. No existe ninguna razón para agravar las condiciones ácidas del cuerpo consumiendo alimentos con mucho ácido, como son proteínas y almidones. De acuerdo con mi experiencia, los desechos ácidos que no se eliminan de forma adecuada originan muchos trastornos, problemas de salud y enfermedades crónicas.

5. Variedad: en su alimentación diaria varíe las proteínas, los almidones, las verduras y las frutas. Razón: *cada órgano de nuestro cuerpo necesita un elemento químico más que otros para mantenerse sano.* La tiroides necesita yodo, el estómago requiere sodio, la sangre precisa de hierro, etcétera. También necesitamos una variedad de vitaminas. La mejor forma de obtener todo esto es variando nuestros alimentos. Hasta cierto punto, los alimentos corresponden a los órganos del cuerpo, ya que cada alimento tiene por lo general más alto contenido de uno o dos minerales y vitaminas, pero cada alimento es diferente, e incluso los mismos alimentos que crecen en diferentes regiones y suelos, contienen diferentes nutrientes. Al comer una variedad de alimentos, debemos comprender que somos hechos del polvo de la tierra. Para obtener alimentos con calcio, necesitamos diferentes tipos de granos; algunos granos contienen más calcio que otros. Es necesario entender que la variedad, especialmente de las ensaladas, debe estar compuesta de diferentes colores. Cada color tiene su propia actividad en el cuerpo, debido a que lleva un elemento químico que le es particular. Todos los alimentos rojos son estimulantes; los amarillos son de naturaleza laxante en hábitos alimenticios naturales; los alimentos verdes restauran, reconstruyen y tienen alto contenido de hierro y potasio. Por ejemplo, una ensalada arcoiris tendrá en los diversos colores de las verduras todos los elementos químicos que necesitamos. Sucede lo mismo con el platillo principal. Si comprende este razonamiento e investiga más a fondo para saber que cada elemento químico tiene su propia vibración, descubrirá que cada color que se encuentra en los alimentos posee su propia vibración. Nos estamos alimentando de la fuerza vital proporcionada por el sol a las frutas y verduras en el color determinado por la naturaleza. Ésta es una de las principales leyes a seguir.

6. Coma con moderación. Razón: *las personas más saludables que he conocido en mis viajes por el mundo pesaban lo mismo que cuando tenían veintitantos años, y algunas de ellas tenían más de 120 años de edad.* En Estados Unidos, 60% de sus habitantes están excedidos de peso, lo cual origina muchos problemas de salud. Deje esa comida adicional en el plato. Mientras más grande sea la cintura, más corta es la vida.

7. Combinaciones: separe los almidones y las proteínas.
Razón: *tome sus proteínas y almidones en diferentes comidas, no porque no las digiera bien juntas, sino porque así podrá comer más frutas y verduras en cada alimento.* La gente tiende a hartarse de proteínas y almidones, dejando a un lado las verduras. Le sugiero que por su bien coma bastantes verduras en cada alimento, además de que saben deliciosas cuando tiene hambre. Existen combinaciones inadecuadas, y le mencionaré algunas: las frutas secas no combinan bien con frutas frescas. A menos que las frutas secas hayan sido reconstituidas a su estado natural, es preferible no comerlas. No es conveniente comer toronja y dátiles juntos. Las frutas secas deben reconstituirse en agua fría en la noche y hervirlas durante tres minutos, luego déjelas reposando toda la noche. El melón siempre debe comerse separado por lo menos media hora de cualquier otro alimento.

No tome bebidas con hielo en los alimentos porque interfieren en la digestión. Puede tomar tés de hierba y jugos de verdura o fruta junto con los alimentos, ya que también son alimento. Existen muchas polémicas acerca de tomar líquidos con los alimentos. Es mejor comer su fruta en el desayuno y a las tres de la tarde.

8. Tenga cuidado con el agua que toma. Razón: *la mayoría de los sistemas públicos de agua tienen alto contenido de sustancias químicas debido a que las fuentes de agua subterránea se encuentran cada vez más contaminadas.* Las frutas y verduras de mi Régimen Alimenticio de Salud y Armonía proporcionan gran parte del agua que su cuerpo necesita. Si consume caldos, jugos, sopas y tés de hierba, ellos calmarán la sed durante el día. Si a pesar de ello todavía tiene sed, trate de reducir o eliminar la sal en sus alimentos. La sal produce sed; use un sazonador vegetal en vez de ella. A las personas con artritis les recomiendo que tomen agua destilada, pero en realidad no necesitamos mucha agua potable en mi Régimen Alimenticio de Salud y Armonía. Los purificadores de agua osmóticos proporcionan la mejor agua para el consumo doméstico.

9. Cocine en utensilios que requieran poco calor y poca agua; cocine con poca agua o sin agua y no hierva demasiado. Razón: *la alta temperatura, cocinar con agua y la exposición al* *aire son los tres principales eliminadores de nutrientes. El medio más eficaz para cocer los alimentos y preservar su alto valor alimenticio, es cocinar a fuego lento en ollas de acero inoxidable con tapas de cerrado hidráulico. Para cocer al horno utilice cacerolas de vidrio con tapa. También le recomiendo usar la olla de barro, ya que ofrece otro método de cocinar a baja temperatura.*

10. **Si come carne, aves de corral y pescado, áselos al horno o a la parrilla, pero no los consuma más de tres veces a la semana.** Razón: *asar al horno o a la parrilla, lejos de ser un método de cocina perfecto, es al menos más aceptable en lo que se refiere a conservar más valor alimenticio. Cueza a la temperatura más baja para retener la mayor parte del valor alimenticio.* Evite las carnes grasosas y de cerdo, sólo consuma pescado blanco con aletas y escamas. También puede comer salmón, aunque no es carne blanca. Las carnes grasosas producen obesidad, problemas del corazón, etcétera. La carne de res estimula demasiado el corazón, y no la recomiendo. Comer carne más de tres veces a la semana puede producir exceso de ácido úrico, así como otras secuelas irritantes que ocasionan un agobio innecesario en el cuerpo. Si bien no creo que la carne llegue a causar problemas del corazón, creo que cuando llevamos un estilo de vida demasiado rápido y difícil, que incluye comer bastante carne, esto nos puede ocasionar problemas del corazón. Quienes estudian los efectos positivos y negativos de los alimentos descubrirán que la carne es positiva y que los almidones son negativos. Los almidones alimentan el lado izquierdo del cuerpo, donde se localiza el corazón; las proteínas alimentan el lado derecho.

11. **Evite comer en exceso uno o algunos alimentos en su dieta.** Razón: *el exceso de uno o varios alimentos puede proporcionar demasiada cantidad de determinados elementos químicos en el cuerpo, ocasionando irritación, inflamación o posibles alergias.* La enfermedad celiaca la originan el gluten de trigo y otros granos que dañan la pared del intestino delgado. Además, el exceso de uno o dos alimentos significa que en su dieta no está usando suficiente variedad de alimentos, lo cual ocasiona insuficiencias químicas.

12. **No omita alimentos importantes.** Razón: *nuestra salud está determinada tanto por lo que no comemos como por lo que comemos, lo que puede originar insuficiencias nutricionales que lleven a futuras enfermedades.* Si omitimos la mayor parte de verduras, por ejemplo, impedimos que nuestro cuerpo reciba los elementos químicos y las enzimas necesarios. La ausencia de suficientes proteínas, carbohidratos y grasas —una o todas— puede causar alteraciones en el cuerpo, al igual que la falta de vitaminas, minerales, lecitina y microelementos.

Régimen Alimenticio Diario

Ordene sus alimentos de forma que aplique adecuadamente las leyes e instrucciones alimenticias. A continuación se resume cómo debe ser un régimen alimenticio diario acorde con las leyes alimenticias: la ley de variedad, la ley de proporciones, la ley del equilibrio ácido/alcalino, 60% de alimento crudo, etcétera.

Puede tomar una mitad de su ración diaria de proteínas en el desayuno y la otra en la cena; mitad de almidones en el desayuno y mitad en la comida. Los almidones y las proteínas juntas lo ayudan a dejar de comer botanas y de sentir hambre entre comidas, pero no debe comer demasiado, pues debe dejar espacio para las verduras.

Desayuno: medio almidón, media proteína, bebida saludable.

10 am: jugo o caldo de verdura.

Almuerzo: tres verduras (cocidas, crudas o en ensalada), medio almidón, bebida saludable.

3 pm: fruta o jugo de fruta.

Cena: tres verduras (cocidas, crudas o en ensalada), media proteína, bebida saludable.

Antes del desayuno

Para limpiar la vejiga y los riñones, lo mejor es tomar dos vasos de agua o una bebida de cualquier tipo antes del desayuno. He descubierto que tomar una cucharadita de clorofila líquida en un vaso de agua es lo mejor para empezar el día. En la mañana evito los jugos cítricos, ya que forman ácidos. Recuerde que los cítricos fomentan ácidos, mientras que los jugos de verdura los eliminan. También podría tomar un vaso de jugo de fruta natural sin endulzar: de uva, piña, ciruela pasa, higo, manzana o cereza negra.

Desayuno

Fruta, un almidón y una bebida saludable (caldo, sopa, sustituto de café, suero de leche, leche cruda, té de pajas de avena, té de alfalfa con menta, té de gaylussacia, té de papaya, etcétera). Las frutas secas y sin azufrar deben ser reconstituidas. Las frutas frescas como melón, uvas, chabacanos, higos, peras, rebanadas de manzana (o manzana horneada) pueden ser espolvoreadas con nueces molidas, semillas o mantequilla de nuez. Son buenas las almendras, así como las semillas de ajonjolí, de linaza y de girasol. Trate de usar fruta de temporada. Si tiene cereal integral cocido, espolvoree encima nueces y semillas molidas, agregue dátiles picados, ciruela pasa, higos u otra fruta seca para endulzarlo, o use un poco de miel o jarabe de arce. Un puño de pasas cocidas al vapor junto con cualquier cereal ha sido el favorito de mi familia. Evite las frutas y jugos cítricos en el desayuno, a excepción de una naranja rebanada de vez en cuando.

Almuerzo

Ensalada cruda: tomates, lechuga (no repollo), apio, pepino, hojas de espinaca, germinados (de haba, alfalfa, rábano, etcétera); pimiento verde, aguacate, perejil, berro, endibia, cebolla, ajo, col, coliflor, brócoli, etcétera, en cualquier combinación. Adorne con zanahoria rallada, betabel, chivría, nabo, en cualquier combinación. Espolvoree con nueces y semillas molidas. Agregue un poco de queso rallado, si lo desea. Se pueden usar uno o dos almidones, más una bebida saludable.

Cena

Proteína, verdura o ensalada de fruta, una o dos verduras cocidas (como son calabaza, alcachofa, coliflor, espinaca, acelga, col de Bruselas, brócoli, etcétera) y una bebida saludable. Si se come un plato grande de ensalada en el almuerzo, en la cena cómase uno pequeño y viceversa.

Postres

No soy amigo de tomar postres; sin embargo, de vez en cuando encontramos que mucha gente necesita hacerlo; por consiguiente, a continuación le doy algunas sugerencias. Puede ser una rebanada de manzana, ensalada de fruta, manzana picada y pasas cocidas al vapor con miel de arce. Gelatina con jugo de cereza y un poco de crema *chantilly* encima. ¿O por qué no plátano, manzana, pera o chabacano? Hay dulces hechos en casa que llevan mantequilla de nuez y frutas secas envueltas en coco.

Sugerencias para preparar desayuno, almuerzo y cena

Desayuno. En muchos países es considerado la comida principal porque la mayoría de las personas opinan que es necesario un buen desayuno para empezar el día. Creen que deben tener algo en el cuerpo que estimule los órganos; consideran que con esa condición estimulante están listos para empezar a trabajar. Sin embargo, la fuerza y el vigor para trabajar se encuentran en los tejidos. La fuerza que tenemos en la mañana proviene de la comida del almuerzo del día anterior. Después de comer un alimento, tarda 18 horas en llegar a los tejidos que dan fuerza a nuestro cuerpo. Una vez que se alimenta y restaura la parte de "respuesta" del cuerpo —el sistema nervioso— tenemos la fuerza para trabajar. El alimento que comemos hoy al mediodía nos dará energía mañana en la tarde, pero lo que comemos de desayuno producirá su efecto en la noche, cuando no es el momento en que debemos estar estimulados. Ésa es una de las razones por la cual debemos tomar un desayuno ligero. No deseamos estar listos para trabajar en la noche cuando es hora de dormir. Debemos comer el alimento fuerte al mediodía, para que la fuerza que proviene del mismo llegue justo a tiempo para empezar nuestro trabajo al día siguiente.

Cómo preparar cereales integrales. La mejor forma es usar un termo de boquilla ancha. Ponga el grano dentro del recipiente, cúbralo con agua caliente y déjelo remojando toda la noche. Debe cerciorarse de que haya suficiente espacio para que al expandirse el grano no rompa el termo. Excepción: la harina de maíz siempre debe agregarla al agua fría primero y luego hervirla; después vacíe la mezcla en un termo y déjela reposando toda la noche. También puede cocer el cereal en una marmita doble.

Nueces y semillas molidas. Puede moler varias clases de nueces y semillas y conservarlas en tarros o recipientes de plástico dentro del refrigerador. Sáquelas a la hora de comer y con ellas espolvoree frutas, verduras, ensaladas, cereales, papas cocidas, casi cualquier alimento.

Otros suplementos. Puede agregar salvado de trigo, germen de trigo, salvado de avena, harina de linaza, alga marina roja o caldo en polvo como sazonador a varios alimentos para añadirles fibra, sabor y valor alimenticio. Las hierbas son muy buenas.

En nuestra dieta intentamos resaltar principalmente *qué está bien* para una persona y no *quién* está bien. Debe haber algún programa regular o definitivo que se ajuste a la mayoría de la gente. La palabra desayuno significa romper el ayuno; siempre que ayunamos o no hemos comido, durante la noche los jugos digestivos fluyen más despacio, todo nuestro cuerpo trabaja más lento; por consiguiente, al despertar debemos romper el ayuno con un jugo de fruta o una bebida nutritiva ligera de cualquier tipo. Después debemos comer un desayuno de fruta: la fruta es lo más adecuado para romper el ayuno, o si lo prefiere, un poco de proteínas es una buena combinación con fruta. También podemos comer en el desayuno frutas secas y carbohidratos. No es recomendable comer alimentos fritos, muchos molletes, pan y otros alimentos pesados. No es cuestión de ver cuánto podemos comer.

Almuerzo

Si desea energía para el día siguiente, coma un buen almuerzo. Esa sensación de agotamiento con que muchas amas de casa empiezan el día se debe probablemente al hecho de que no siempre pueden prepararse un alimento nutritivo al mediodía. Pueden preparar un *sandwich* con pan blanco y un relleno sin valor alimenticio y una taza de café.

Debido a que la mayoría de la gente está acostumbrada a comer *sandwichs* o bocadillos en el almuerzo, continuaremos con la idea del almidón al mediodía. Para ayudar a la digestión, prepare sus emparedados con rebanadas delgadas de pan integral con bastante relleno y mucha verdura. Algunas sugerencias son aguacate, zanahoria rallada, apio o nueces, queso *cottage* y germinados de alfalfa, aceitunas y lechuga, nueces y dátiles, harina de girasol y miel. Mezcle una cucharada de mayonesa, crema o plátano machacado como aglutinante, deles sabor con sazonador vegetal y alga marina roja. Junto con sus *sandwichs* coma ingredientes de verdura extra, como hojas verdes, zanahoria y ramitas de apio, pimiento verde, pepinos o tomates. También podría comer una galleta, pero ¿no sería más placentero una bolsita de nueces, girasol o semillas de calabaza, pasas, dátiles o higos?

¿Sabía que puede preparar *sandwichs* sin pan? El pan no es el único almidón, de hecho es uno de los menos convenientes, e incluso si carga un almuerzo es posible obtener fácilmente otros almidones. Por ejemplo, corte una manzana horizontalmente y ponga una rebanada de queso enmedio. Con rebanadas de calabacín tierno hace un exquisito "pan" relleno con mantequilla de nuez; algunas personas usan rebanadas delgadas de berenjena cruda rellena con una deliciosa mayonesa untada. Incluso las hojas de lechuga sirven para preparar *sandwichs* con varios rellenos deliciosos.

Almidones: Harina de maíz amarillo, papa cocida, plátano maduro o cocido, camote, papa dulce, cebada, centeno, semilla de mijo, arroz de la India (en realidad es semilla), alforjón, plátano, bellota o espagueti. Dos plátanos completamente maduros pueden llegar a ser el eje de su almuerzo. Nunca olvide la variedad, la cual puede poner fácilmente en un termo si tiene que llevarse su almuerzo. Un termo tiene varios usos: puede mantener fríos su fruta o su coctel de verdura en verano y conservar caliente su caldo o té de hierba en invierno; así como un batido de fruta fresco o bebidas de leche de soya o de nuez.

El almuerzo es la hora de la ensalada. En poco tiempo volverá usted a la actividad y necesita ejercicio para digerir el alimento crudo. Al mediodía coma una ensalada verde cruda con la mayor cantidad de verdura posible. Es sorprendente la cantidad de verdura cruda que podemos usar: calabaza, espárragos, aguaturna, quimbombó, coliflor y nabos, sólo por mencionar algunas de las más raras. Son bastante sabrosas ralladas y adornadas de vez en cuando con una mayonesa de sabor fuerte. Para que sea atractiva a la vista, en ocasiones rellene un pimiento verde, tomate o apio. (Que puede llevarse al trabajo en un recipiente, lo mismo que las ensaladas, aunque pierden su valor nutritivo si se dejan cortadas mucho tiempo. Lo mejor es llevarse las verduras enteras).

Si lo desea, puede agregar una verdura cocida baja en almidón. Al servir una verdura de raíz, asegúrese de acompañarla siempre de una de las que crecen por fuera, no necesariamente de la misma verdura u hojas. En los días más fríos, una sopa nutritiva es recibida con agrado. ¿Y por qué no una sopa fría en verano?

Termine su alimentación con una bebida saludable: té de hierba, café de diente de león, suero de leche, leche cruda, o cualquier otra bebida saludable.

En realidad no toma mucho tiempo preparar un almuerzo como los que sugerimos, y el estímulo que le dará a su vitalidad y buen humor bien vale el esfuerzo.

Cena

¡Si valora su salud, coma en casa! Nadie padece más de desnutrición que la esposa de un pastor, quien siempre cena fuera de su casa, asiste a almuerzos de la iglesia o supervisa la escuela dominical.

La cena debe ser un asunto familiar, una alegre reunión al final del día, cuando se pueden intercambiar noticias de forma jovial sentados a la mesa. Durante la cena, los niños pueden aprender por el ejemplo las reglas del comer sano, una actitud alegre, el placer sosegado, los buenos modales, el gusto por la comida sencilla, comer despacio y masticar y, lo más importante, saber cuándo dejar de comer.

Use el alimento de la cena para equilibrar nutricionalmente su día. Si al mediodía se moderó en la ensalada, coma una ración mayor en la cena o empiece con un coctel de verdura cruda.

¿Comió su cuota de dos frutas al día? Tome un postre de fruta o una ensalada de manzana, apio y nueces con mayonesa. Un caldo de verduras mixtas es excelente para culminar su consumo de verduras del día, ¡también existen buenas recetas para sopas frías!

Organice su cena de acuerdo con esta fórmula básica: una ensalada cruda chica, dos verduras cocidas, una proteína y una bebida saludable. Si no es vegetariano, coma carne dos o tres veces a la semana, pero asegúrese de que sea carne magra y hornéela o ásela a la parrilla. El pescado una vez a la semana es una buena proteína con alto contenido de yodo y fósforo. Coma el pescado con aletas y escamas cocido al vapor, asado a la parrilla o al horno. Dos noches a la semana consuma un plato de queso. El queso con fruta es una cena muy común en la época de verano. Un alimento completo es el queso que se parte o queso *cottage* y una variedad de fruta. Puede completar las cenas de la semana con un platillo de huevo, como un suflé u omelet, huevos sencillos, escalfados o revueltos con espinaca u otras verduras. Para variar existen todas las proteínas vegetales: las nueces son uno de los alimentos con más alto contenido de proteínas, la almendra es la reina. Para una mejor digestión, siempre remoje las nueces durante varias horas en jugo de fruta, té o agua de miel. Una buena forma de uso de esta fruta es la mantequilla de nuez. También puede usar habas asadas, lentejas, arvejas secas partidas a la mitad y semillas de girasol. Una excelente proteína vegetal que se hace de la semilla de soya es el tofu o queso de soya. De vez en cuando puede consumir los sustitutos de carne de soya.

En su platillo de proteína, sirva una ensalada cruda chica, diferente cada día. Para ayudar a que las grasas nerviosas lleguen al cerebro, coma una verdura con azufre (col o de la familia de la cebolla) junto con proteínas. Las dos verduras cocidas pueden ser de cualesquiera sin almidón. Recuerde el valor de las verduras y coma bastantes.

Su bebida puede ser un caldo o una sopa; varíelas con todos los tés de hierba, suero de leche, leche cruda o requesón.

En la cena puede comer un postre, aunque la idea no es muy recomendable. Es mejor una fruta cruda.

Puede cambiar el alimento del almuerzo por el de la cena, pero siga el mismo régimen. Esto en ocasiones es una buena idea, especialmente si tiene problemas para dormir. Los almidones predisponen a uno a dormir más que las proteínas, que son más estimulantes.

No importa qué tan excelente sea la cena, recuerde que si se encuentra emocionalmente perturbado, deprimido, exaltado, enfermo o sin fuertes ganas de comer, ¡no coma! Eso le hará más bien.

Cuando planta una buena semilla en tierra bien mineralizada, el resultado son plantas saludables y robustas, libres de enfermedad y resistentes a los insectos. De igual forma, cuando introduce alimentos sanos y balanceados en cuerpos con buena digestión y asimilación, obtiene gente libre de enfermedades y resistentes a varias alteraciones; lo que no ocurre con el promedio de las personas carentes de una dieta balanceada. Los jugos frescos son alimentos maravillosos y esenciales que considero necesarios en cualquier régimen alimenticio balanceado.

¡Los jugos alimentan los tejidos, proporcionan energía al cuerpo, ayudan a prevenir enfermedades y otorgan vitalidad y vivacidad a la salud! ¡Ahora que conoce los para qué y los por qué, hágase un favor y haga de los jugos una parte natural y regular de su modo de vida! ¡Se alegrará de haberlo hecho!

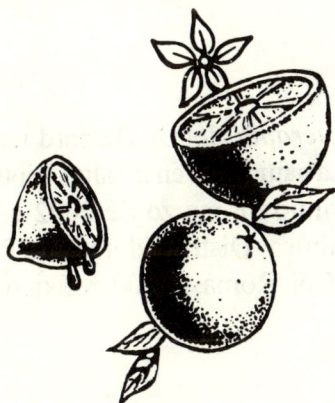

Jugoterapia, del Dr. Bernard Jensen, de la
serie La naturaleza en la salud, séptima edición,
se imprimió en marzo de 2002 en los talleres
de Editora y Distribuidora Yug, Puebla 326-1,
Col. Roma, 06700, México, D. F.